알렉산더 테크닉

정렬하는 몸, 변화하는 삶

알렉산더 테크닉
정렬하는 몸, 변화하는 삶

ⓒ 황원태, 2025

초판 1쇄 발행 2025년 10월 1일

지은이   황원태
펴낸이   이기봉
편집   좋은땅 편집팀
펴낸곳   도서출판 좋은땅
주소   서울특별시 마포구 양화로12길 26 지월드빌딩 (서교동 395-7)
전화   02)374-8616~7
팩스   02)374-8614
이메일   gworldbook@naver.com
홈페이지   www.g-world.co.kr

ISBN   979-11-388-4796-4 (03510)

AT40 디렉션 프레임으로 찾는 몸과 마음의 조화

알렉산더 테크닉
정렬하는 몸, 변화하는 삶

Alexander Technique:
A Body That Aligns Itself, A Changing Life

황원태 지음

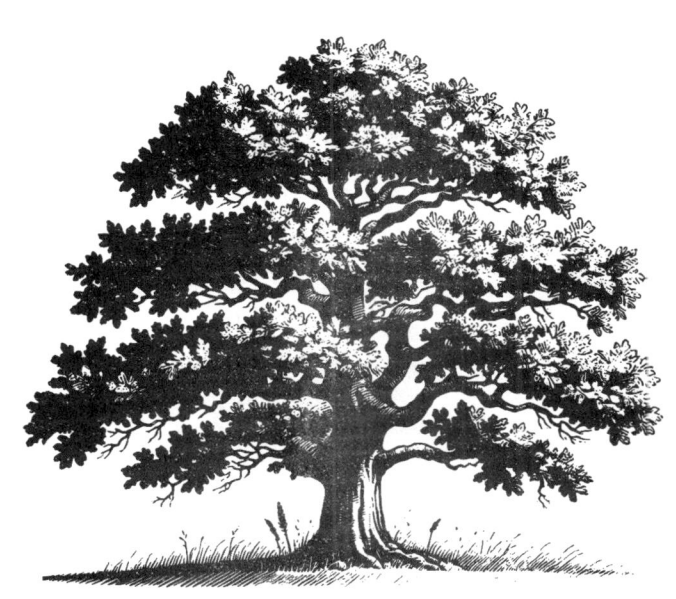

좋은땅

서문

우리의 몸은 한 권의 살아 있는 책입니다. 그 안에는 어깨에 쌓인 **뻣뻣함**, 숨을 얕게 만드는 굽은 등, 앞으로 삐죽 나온 턱처럼, 긴장과 자세로 쓰인 수많은 이야기가 담겨 있습니다.

이 몸의 흔적들은 단순한 습관이 아니라, 우리의 감정과 생각, 그리고 세상과의 관계가 얽힌 침묵의 대화입니다. 그러나 바쁜 일상 속에서 우리는 이 몸의 언어를 읽는 법을 잊고, 마음과 몸의 연결은 점점 희미해집니다.

이 책은 바로 그 잊힌 언어를 다시 깨우는 특별한 안내서입니다. 100여 년 전 F. M. 알렉산더가 창안한 알렉산더 테크닉AT의 지혜를 바탕으로, 최신 뇌과학의 통찰과 살아 있는 이야기(서사), 그리고 누구나 따라 할 수 있는 구체적인 실천법을 하나로 엮었습니다.

기존 알렉산더 테크닉 학습에 익숙한 독자분이라면, 이 책에서 제시하는 접근 방식이 다소 낯설게 느껴질 수도 있습니다. 전통적인 AT 학습에서는 "내 머리가 앞과 위로 향한다.", "내 척추가 길어지고 넓어진다."와 같은 몇 가지 주요 지시어를 반복적으로 활용해 몸의 변화를 유도해 왔습니다.

이러한 지시어들은 분명 강력한 효과를 지니지만, 때로는 개념적으로만 이해되거나 실제 삶의 다양한 상황에 적용하기 어렵다는 한계에 부딪히기도 했습니다.

이러한 한계를 넘어, 저는 'AT40 디렉션 프레임'이라 이름 붙인 40개의 선언형 지시어로 이루어진 체계적인 학습 틀을 개발했습니다. 이 프레임은 단순히 기존 지시어들을 확장하거나 나열한 것이 아닙니다. 몸의 균형과 유기적인 연결을 최적화하고, 복잡한 인지 과정을 단순화하며, 일상생활의 구체적인 상황 속에서 몸과 마음의 통합적인 변화를 이끌어낼 수 있도록 고안된 새로운 학습 지도입니다.

"척추가 위로 길어진다." 같은 지시어들은 단순히 자세를 고치는 주문이 아닙니다. 이들은 몸과 마음을 하나로 묶고, 긴장된 순간에 중심을 되찾으며, 세상과 자유롭게 소통하도록 돕는 강력한 도구입니다.

이 책은 총 네 부분으로 구성된 체계적인 여정을 안내합니다.

제1부: 기초와 신경 조율에서는 AT의 기본 원리를 배우고 몸의 언어를 '인식'하는 법을 다룹니다.

제2부: 신체와 의식의 고차 통합에서는 배운 도구로 자신의 내면을 깊이 탐구하고 기술을 '내재화'합니다.

제3부: 감정, 환경, 자아의 융합에서는 내재화된 기술로 실제 삶의 문제들과 마주하며 '적용'하는 법을 배웁니다.

제4부: AT40 디렉션 프레임의 구조화에서는 이 모든 여정을 스스로 이

끌어 갈 수 있도록, 체계적인 '실천 지도'를 제공합니다.

이 책은 기술을 가르치기에 앞서, 저의 이야기를 먼저 들려 드리고자 합니다. 이 모든 원리가 한 사람의 삶을 어떻게 동굴에서 빛으로 이끌었는지에 대한 기록을 말입니다. 저의 이야기는 여러분을 위한 '초대장'이며, 이 책의 본문은 그 여정을 위한 '지도'가 될 것입니다.

이제, 저의 프롤로그를 통해, 당신의 몸이 들려 주는 이야기에 귀 기울일 준비를 마치시길 바랍니다. 그 언어를 통해 더 가볍고, 명료ㅎ-며, 활기찬 삶을 향해 함께 나아갑시다.

목차

핵심 용어집

- 결과 추구, 목적 지향Endgaining: 과정을 무시하고 목표 달성에만 집착하는 경향. AT에서는 의식적인 방향성으로 과정을 중시하며 결과 추구를 '자제'하는 것을 핵심 원리로 삼는다.
- 고유수용감각Proprioception: 근육, 힘줄, 관절 등을 통해 자기 신체의 위치, 자세, 움직임, 힘의 정도를 인식하는 감각. '자세 감각'이라고도 한다.
- 내부감각Interoception: 신체 내부의 생리적 상태(심박, 호흡, 소화, 체온 등)를 감지하고 인식하는 능력. 감정 조절과 자기 인식의 토대가 된다.
- 기저핵Basal Ganglia: 뇌 깊숙한 곳에 위치하며, 습관 형성, 절차 학습, 자동화된 움직임을 담당하는 핵심 영역. AT 수련을 통해 새로운 사용법이 무의식적 습관으로 내재화되는 과정에 관여한다.
- 다중미주신경 이론Polyvagal Theory: 신체가 안전하다고 느낄 때 부교감신경계(특히 복측 미주신경)가 활성화되어, 방어적인 긴장 상태에서 벗어나 정서적 안정과 사회적 교감이 가능한 상태로 전환된다는 이론.
- 두정엽Parietal Lobe: 뇌의 위쪽 부분에 위치하며, 공간 인식, 신체 각

　　　　　　　　알렉산더 테크닉: 정렬하는 몸, 변화하는 삶

부분의 위치 관계를 파악하는 신체 지도(스키마) 형성을 담당한다.

- 방향성Direction: AT의 핵심 원리. 특정 자세를 억지로 '만드는' 것이 아니라, 해부학적 구조에 대한 올바른 관계를 의식 속에서 '생각'하고 의도하는 정신적 행위. 물리적 움직임보다 선행하는 의식적 명령이다. 지시어 또는 디렉션으로도 표현된다.

- 소뇌Cerebellum: 뇌의 뒤쪽 아래에 위치하며, 움직임의 타이밍, 균형, 정밀한 조율을 담당한다. 자동화된 운동 학습에 핵심적인 역할을 한다.

- 신경가소성Neuroplasticity: 뇌가 경험과 학습을 통해 스스로 신경 회로의 구조와 기능을 바꾸는 능력. AT 수련으로 새로운 신체 사용 습관이 형성되는 신경학적 기반이다.

- 신체 스키마Body Schema: 뇌가 인식하고 있는 무의식적인 '신체 지도'. 자신의 신체 부위가 공간상 어디에 있고 어떻게 연결되어 있는지에 대한 내적인 표상이다.

- 알렉산더 테크닉Alexander Technique, AT: F.M. 알렉산더가 창안한 교육법. 개인이 자신을 사용하는 방식(자기 사용)을 의식적으로 개선하여, 몸과 마음에 자리 잡은 불필요한 긴장과 습관을 해소하고 통합적인 조화를 회복하도록 돕는다.

- 일차적 조절Primary Control: 머리, 목, 몸통(등)의 역동적이고 조화로운 관계. 이 관계가 회복될 때, 신체 전체의 정렬과 기능이 효율적으로 재조직된다는 AT의 핵심 원리이다.

- 자제/억제Inhibition: 외부 자극에 대해 습관적으로 즉시 반응하는 것을 의식적으로 멈추는 행위. 새로운 선택과 방향성을 위한 공간을 만드는 AT 학습의 첫 번째 단계이다.

- 자기 사용The Use of the Self: 생각, 감정, 움직임 등 삶의 모든 순간에 자신을 사용하는 총체적인 방식. AT의 핵심 철학으로, 부분적인 교정이 아닌 전체로서의 자신을 조율하는 것을 의미한다.
- 전두엽/전전두엽Frontal Lobe/Prefrontal Cortex, PFC: 뇌의 가장 앞부분에 위치하며, 고차 인지 기능을 총괄한다. 의사결정, 계획, 충동 억제(자제), 사회적 행동 조절 등을 담당한다.
- 체현 인지Embodied Cognition: 우리의 인지 과정(사고, 판단, 감정 등)이 뇌에만 국한된 것이 아니라, 신체 전체의 경험과 상태에 깊이 뿌리내리고 있다는 이론. AT의 철학적 기반과 맞닿아 있다.
- 헤브 학습Hebbian Learning: "함께 활성화되는 뉴런은 함께 연결된다." 는 원리. 반복적인 AT 수련이 어떻게 뇌에 새로운 신경 경로를 형성하고 습관을 재구성하는지 설명하는 신경가소성의 기본 메커니즘이다.

AT40 디렉션 프레임 도표

    아래 표는 AT40 디렉션 프레임의 40개 디렉션(지시어)을 정리한 것으로, 각 디렉션의 번호, 문장, 대표적 기능을 포함한다. 디렉션은 신체 사용을 재구성하는 선언형 언어로, 각 디렉션의 대표적 기능은 그 핵심 목표를 간략히 나타낸다. 이 도표는 알렉산더 테크닉 실천을 위한 핵심 가이드로 활용된다.

D01   척추 중심축이 위로 정렬된다

D02   머리는 앞과 위로 투사된다

D03   경추는 뒤와 위로 정렬된다

D04   흉골은 앞과 위로 향한다

D05   흉추는 뒤로 위로 확장된다

D06   등은 넓어지고 길어진다

D07   견갑골은 뒤와 아래로 향한다

D08   어깨는 양옆으로 정렬된다

D09   팔은 몸에서 멀어지며 열린다

D10   팔꿈치는 아래와 앞과 옆으로 향한다

D11   손은 바닥 방향으로 정렬된다

D12 턱은 목 위에 놓인다

D13 정수리는 천장을 향해 투사된다

D14 요추는 위로 길어진다

D15 천골은 탄력 있게 앞뒤로 움직인다

D16 골반은 대퇴골 위에 놓인다

D17 무릎은 대퇴골 앞쪽을 향한다

D18 발뒤꿈치는 지면과 접촉한다

D19 어깨는 양옆으로 넓어진다

D20 팔꿈치는 아래와 옆을 향한다

D21 흉곽은 아래로 무너지지 않도록 유지된다

D22 몸통은 골반 위에 수직으로 정렬된다

D23 몸 전체가 수직선 위에 부력으로 떠 있다

D24 척추는 호흡과 함께 위로 열린다

D25 손끝은 바닥과 멀어지도록 확장된다

D26 시야는 정면으로 향하며 눈 위를 의식한다

D27 움직임 중에도 정렬이 유지된다

D28 전신은 환경과 함께 리듬을 유지한다

D29 중심축은 중력선 위에 안정된다

D30 몸과 환경이 하나의 구조로 연결된다

D31 지금 구조가 무너지고 있는가?

D32 지지 없이 움직이려 하고 있는가?

D33 반응 전에 방향을 설정하고 있는가?

D34 움직임을 시작하지 않고 준비하고 있는가?

D35 위치를 고정하려 하지 않는가?

D36 감각이 아닌 구조를 기준 삼고 있는가?

D37 의지가 움직임을 밀고 있지는 않은가?

D38 방향을 주고 있는가, 끌려가고 있는가?

D39 내 중심은 공간 속에 떠 있는가?

D40 말하지 않고 방향을 허용하고 있는가?

프롤로그

지금 이 순간, 당신의 몸은 어떤 이야기를 하고 있나요? 잠시 멈춰 느껴 보십시오. 컴퓨터 화면의 푸른빛을 마주하고 있습니까, 혹은 창밖의 바람 소리를 듣고 있습니까? 당신의 어깨는 어떤 무게를 짊어지고 있으며, 가슴은 어떤 호흡을 담고 있습니까? 저는 지금, 공원의 오래된 벤치에 앉아 있습니다. 맨발 아래로 전해지는 잔디의 부드러움, 나뭇잎 사이로 스며드는 저녁 햇살이 손등을 따뜻하게 감쌉니다. 하지만 불과 몇 년 전, 저는 빛이 차단된 어두운 방, 그 동굴 속에서 웅크리고 있었습니다.

돌이켜보면 제 삶은 내리막의 연속이었습니다. 일과 대인관계, 손대는 모든 것에서 실패를 거듭했습니다. 결국 마지막 직장의 문을 제 손으로 닫고 나왔을 때, "나는 아무것도 아니야."라는 오랜 믿음은 저를 깊은 동굴로 끌어내렸습니다. 힘겨운 현실이 닥칠 때마다, 저는 그 동굴로 도망쳐 문을 잠갔습니다. 세상과 저를 완벽히 단절시켰습니다. 그 동굴은 저를 보호해 주지 않았습니다. 오히려 더 깊은 어둠 속으로 저를 끌어내릴 뿐이었습니다.

그러다 빛을 만난 곳은 작은 수련실이었습니다. 교사의 부드러운 손길 (핸즈온)이 제 목과 어깨에 닿는 순간, 저는 처음으로 알아차렸습니다.

알렉산더 테크닉: 정렬하는 몸, 변화하는 삶

제 몸이 얼마나 필사적으로 긴장하고 있었는지를. 그 손길은 아무것도 강요하지 않았지만, 역설적으로 그동안 제가 얼마나 스스로를 옥죄고 있었는지 명확하게 보여 주었습니다. 긴장을 '내려놓는' 경험을 처음 한 것입니다. 이어서 교사는 조용히 말했습니다. "당신의 목이 자유롭다고, 머리가 앞과 위로 향한다고 생각해 보세요." 그것은 무언가를 '하라는' 명령이 아니었습니다. 오히려 아무것도 하지 말라는, 그저 방향을 허용하라는 '초대'였습니다. 그 지시어를 마음에 품자, 놀랍게도 굳어 있던 어깨가 스르르 내려앉고 닫혔던 가슴이 살짝 열렸습니다. 숨이 비로소 깊어졌습니다.

그것은 완벽한 해방은 아니었습니다. 대신, 저는 새로운 '방법'을 배운 것이었습니다. 감정과 생각의 번잡함이 어깨를 굳게 하고 등을 굽게 할 때, 그것을 '알아차리는' 방법. 그리고 지시어를 통해 그 무거움에서 '벗어나는' 방법을 말입니다. 그 후로, 그리고 지금 이 순간에도, 그 과정은 제 삶에서 꾸준히 반복되고 있습니다. 동굴의 문이 활짝 열린 것은 아니지만, 이제 저는 어둠 속에서도 빛을 향해 문고리를 잡고 스스로 문을 열 수 있는 힘을 갖게 되었습니다.

몸의 언어를 바꾸는 것이 삶의 문장을 한 번에 바꾸는 마법이 아님을 깨달았습니다. 그것은 낡고 깊게 새겨진 '나는 실패자'라는 문장 위에, '너는 여기에 있어도 괜찮아.'라는 새로운 문장을 매일, 매 순간, 겹쳐 쓰는 끝없는 훈련이었습니다.

이 책은 바로 그 여정에 관한 기록입니다. 몸을 정렬하는 미서한 자각이 어떻게 뇌를 변화시키고, 우리를 옭아매는 고통의 기억으로부터 자유롭게 하는지에 대한 탐험입니다. 과거의 상처가 남긴 동굴에서 걸어 나와, 몸의 감각을 통해 세상과 다시 연결되고, 마침내 희망을 그려 나가는 여정입니다.

당신의 몸 또한 빛을 향해 걸어갈 준비가 되었습니다. 이제 저와 함께, 당신의 몸을 깨워 변화하는 뇌의 놀라운 가능성을 발견하는 첫걸음을 내딛지 않으시겠습니까?

알렉산더 테크닉: 정렬하는 몸, 변화하는 삶

제1부

AT의 기초와
신경계 조율

제1장

알렉산더 테크닉의 기초와 일차적 조절

"The way we use ourselves determines the way we live."
— F. M. Alexander, 『The Use of the Self』, 1932[1]

노력 대신 방향: 새로운 자기 사용의 시작

매일 아침, 욕실의 차가운 거울 앞에 서는 것은 하나의 절망적인 전쟁이었다. 형광등 불빛 아래, 거울 속에는 구부정한 어깨와 거북이처럼 앞으로 빠진 목을 한, 낯선 타인이 서 있었다. '또 이 꼴이군.' 나는 이를 악물고, 이 낯선 타인을 '올바른 나'로 되돌리기 위해 안간힘을 썼다. 어깨를 억지로 뒤로 젖히고, 턱을 당기고, 등 근육에 힘을 줘어짰다. 하지만 몸은 내 의지를 비웃듯 더욱 완고하게 저항했다. 필사적인 노력의 대가는 끔찍했다. 목덜미는 쇠사슬처럼 뻣뻣해졌고, 어깨 위에는 보이지 않는 돌덩이가 얹힌 듯한 무게감만 더해졌다. 가벼워지고 싶다는 소망은, 아이러니하게도 나를 더 무거운 감옥에 가뒀다.

그러던 어느 날, 모든 것을 포기하려던 찰나, 나는 낡은 건물 3층의 작은 스튜디오에 앉아 있었다. 알렉산더 테크닉AT이라는 낯선 이름의 수업. 교사는 여전히 싸우고 있는 나에게 다가와, 깃털처럼 가볍지만 나무 뿌리처럼 단단한 손을 나의 목에 부드럽게 얹었다. 그리고는 조용히 속삭였다. "애쓰지 마세요. 척추를 세우려 하지 말고, 그저… 당신의 정수리가 하늘과 가까워진다고 '생각'만 해 보세요." '이게 될 리가 없어.' 속으로 불신이 일었지만, 지푸라기라도 잡는 심정으로 눈을 감고 그의 말을 따랐다. 그 순간이었다. 억지로 몸을 움직이거나 힘을 주지 않고 단지 그 방향성을 온전히 받아들이자, 미세하지만 분명한 변화가 시작되었다. 수십 년간 나를 옭아매던 목과 어깨의 긴장이, 마치 오랫동안 얼어붙었던 강 표면에 처음으로 실금이 가는 듯한 느낌이었다. 흉추 마디마디가 제자리를 찾아가며 하늘을 향해 부드럽게 확장되는 전율이 온몸에 퍼져나갔다. 무거웠던 몸의 무게를 처음으로 제대로 인식하기 시작했다. 중력과 싸우기를 멈추자 찾아온, 눈물이 핑 돌 만큼 가벼운 해방감이 찾아왔다.

알렉산더 테크닉AT은 단순한 자세 교정법이 아니다. 이는 '디렉션 Direction'과 '주요 조절Primary Control'이라는 핵심 원리를 통해, 몸과 뇌의 오랜 갈등을 멈추고 정교하게 화해하도록 돕는 체계적인 학습 방식이다. 창시자 F.M. 알렉산더는 우리가 자신을 어떻게 사용하느냐가 삶의 질을 결정하며, 이러한 신체 사용 방식이 신경계와 환경의 상호작용을 빚어낸다고 강조했다[1]. 이 장에서는 알렉산더 테크닉의 이론적 기초와 일차적 조절Primary Control 원리를 신경과학 및 생체역학 관점에서 탐구한다. 이를 통해 몸과 뇌가 어떻게 유기적으로 연결되는지 살피고, 학습자가 일상에서 감각적 민감성과 조화로운 대응 능력을 확장하는 방법을 심층적으로 다룬다.

몸의 지휘자, 머리와 목의 관계

AT의 핵심 원리인 '일차적 조절primary control'은 머리, 목, 몸통의 동적인 관계를 통해 신경계가 불필요한 긴장을 내려놓고 중력과 조화를 이루도록 유도하는 메커니즘이다. 평균 4~6kg에 달하는 머리는 경추 위에서 부드럽게 균형을 이루며, 이 균형은 척추의 정렬과 뇌의 환경 인식에 중대한 영향을 미친다. 머리가 앞으로 숙여지거나 어깨가 구부정한 습관은 신경계에 과도한 부담을 주고 전신의 긴장 패턴을 고착화한다. 반면, 일차적 조절Primary Control을 의식적으로 활성화하면 신경계는 자연스럽게 긴장을 풀고 중력의 지지 속에서 몸을 재정렬한다.

일차적 조절Primary Control은 단순히 물리적 정렬을 넘어 신경계의 유연성을 회복하는 과정이다. 머리와 목의 관계가 자연스러워지면, 우리 신경계의 여러 영역이 조화롭게 기능하기 시작한다. 특히 균형과 타이밍을 조율하는 소뇌(균형과 타이밍 조절), 전정계(중력 방향 감지), 두정엽(공간 방향 처리)이 유기적으로 관여하며 신체의 미세 조정을 수행한다. 이는 억지로 힘을 가하지 않고 부드럽게 의도를 품는 과정으로, 마치 낡은 책을 억지로 펼치면 주름이 생기지만 부드럽게 손끝을 얹고 방향을 주면 자연스레 펼쳐지는 것과 같다. 즉, 불필요한 힘 대신 명확한 의도를 통해 신경계가 스스로 최적의 정렬을 찾도록 이끄는 것이다.

AT 학습자는 머리를 위로 향하게 하고 척추를 길게 늘인다는 방향성을 의식함으로써, 신경계가 스스로 정렬을 찾도록 유도한다. 실제로 AT 학습이 불필요한 자세 경직을 줄이고 자동적인 자세 조절 능력을 향상시킨다는 연구 결과도 있다[2]. 이러한 변화는 AT 학습을 통해 뇌와 몸의 상호작용이 재구성되는 신경가소성 과정이 일어남을 시사한다.

생각이 몸을 바꾼다

AT 학습의 핵심에는 '방향성direction'이라는 독특한 개념이 자리한다. 방향성이란 특정 자세를 힘으로 만드는 대신, 몸이 자연스럽게 반응하도록 명확한 의도를 품는 정신적 과정이다. 예로서 척추를 위로 잇고 머리를 앞과 위로 향하게 한다는 지시를 떠올릴 때, 학습자는 신체를 조작하지 않고 단지 그 방향을 의식적으로 생각한다. 이 과정은 신경계에 새로운 신호를 보내, 뇌가 현재의 신체 상태를 더 정밀히 파악하고 불필요한 긴장을 내려놓도록 유도한다.

방향성direction의 효과는 신경과학적으로도 뒷받침된다. 뇌의 전운동피질은 운동 계획을 주관하며, 소뇌는 균형과 미세 조정을 담당한다. 운동 계획을 담당하는 전운동피질과 미세 조정을 관장하는 소뇌 등의 활동에 영향을 주어, 뇌가 자신의 신체를 인식하는 청사진인 '신체 스키마body schema'를 점진적으로 재구성하는 데 돕는다.

이러한 신경학적 재조정은 뇌가 다양한 감각 피드백을 정밀하게 통합하고[4], 불필요한 긴장을 줄여 자동적인 자세 조절 능력을 향상시키는 결과로 이어진다[2]. 실제로 Little 등의 대규모 연구는 AT 학습이 만성 허리 통증 환자의 기능적 능력을 유의미하게 개선한다고 보고했다[7].

몸의 사용법이 삶의 방식을 결정한다

알렉산더 테크닉에서 말하는 '구조적 사용'은 몸, 뇌, 환경 사이의 연결이 움직임을 통해 어떻게 발현되는지를 보여 준다. 이는 단순히 몸의 일부를 정렬하는 것이 아니라, 신체가 환경과 조화를 이루며 자유롭게 움직이도록 돕는 전일적holistic 접근이다. 예를 들어 앉거나 일어설 때, 머리를 위로 향하게 한다는 의도를 품는 것만으로도 목과 척추에서 긴장 패턴에 미세한 변화가 시작된다. 이때 뇌는 변화된 신체 신호에 맞춰 반응하며, 몸 전체가 중력과 외부 자극에 더 유연하게 적응한다.

이러한 구조적 사용의 원리는 체현 인지embodied cognition 개념과 깊이 연결된다. 체현 인지란 우리의 감정과 생각이 신체 상태의 영향을 받는다는 이론이다. 실제로 신체 감각이 인간의 감정과 사고에 중요한 토대를 제공한다는 연구[25]는 AT의 접근법을 신경과학적으로 뒷받침한다. AT의 '방향성direction' 훈련은 '함께 활성화되는 뉴런의 연결이 강해진다'는 헤브 학습Hebbian learning의 원리와 맥을 같이하는 신경가소성을 통해, 뇌가 새로운 움직임 패턴을 익히도록 돕는다. 이러한 과정은 신체의 통합적 안정성을 높일 뿐만 아니라, 개선된 신체 상태를 통해 정서적 안정까지 촉진하는 결과로 이어진다[26].

중력과의 조화, 뇌의 재학습

알렉산더 테크닉의 핵심 개념인 일차적 조절Primary Control과 지시어는 척추와 경추의 구조적 특성에 기반한다. 척추는 총 24개의 척추뼈와 엉치뼈(천골)로 이루어진 수직 지지축으로, 몸의 중심을 잡아 주는 역할을 한다.

AT는 이러한 구조를 억지로 고치려 하지 않고, 중력에 맞춰 자연스럽게 정렬되도록 돕는다. 머리가 경추 위에 자유롭게 떠 있다는 의도를 품는 것만으로도 소뇌와 전정계가 미세한 균형 조절을 자동으로 수행하기 시작하며, 이 작은 변화가 몸 전체의 긴장 완화로 이어진다. 이러한 정렬 학습은 신경가소성을 통해 오래된 자세 습관을 바꾸는 데 효과적이다. 머리를 앞으로 빼는 습관은 경추에 부담을 주고 소뇌의 균형 기능을 방해하지만, AT의 방향성direction을 반복적으로 연습하면 뇌는 새로운 정렬 패턴을 학습하고 이를 장기 강화LTP라는 신경 메커니즘을 통해 기억한다. 실제로 Cacciatore 등(2005)의 연구는 AT 수련이 자세 조절 능력을 개선하고 통증 감소에 기여함을 보여 준다[2]. 나아가 AT 수련이 참여자의 심리적 안정감에 긍정적 영향을 미친다는 연구 결과도 이를 뒷받침한다[5].

몸의 조율: 자율신경계와 정서적 안정

AT의 일차적 조절Primary Control은 몸의 움직임을 정렬하는 데 그치지 않는다. 이는 교감신경과 부교감신경의 균형을 조절하여 정서적 안정에도 영향을 준다. Stallibrass 등(2002)은 파킨슨병 환자 연구에서 AT 수련이 자율신경계의 균형과 심리적 안녕감을 향상시킨다고 보고한다[17]. 이런 효과는 AT가 신체와 환경의 미세한 상호작용을 섬세하게 다듬는 과정에서 나타난다.

학습 초반의 변화는 작고 감지하기 어렵다. 하지만 꾸준한 실천을 통해 점차 감정 안정성과 몸의 조절 능력이 강화된다. 또한 이러한 학습은 예측 불가능한 일상의 자극이나 상황에 더 유연하게 대응할 기반이 된다. 학습자는 꾸준한 연습으로 신체, 정서, 환경이 조화롭게 연결된 상태를 경험하며, 감각적 민감성과 일상의 대응력을 높여간다[5, 25]. 이러한 변화는 개선된 신체 조절 능력이 정서적 자기 조절을 위한 신경생리학적 토대를 제공하기에 가능하다는 점을 시사한다[25].

이론에서 실천으로: 알렉산더 테크닉의 적용

알렉산더 테크닉은 이론적 탐구를 실천으로 연결하는 학습이다. 방향성direction과 일차적 조절Primary Control은 신체와 뇌가 환경과 조화를 이루도록 돕는 실질적인 도구이며, 이는 지시어 학습을 통해 체계적으로 구현된다. 예로, 척추를 위로 잇거나 골반이 넓적다리뼈(대퇴골) 위에 놓이게 한다는 방향성을 품는 연습은 신경계의 유연성을 강화하고 신체의 중심축을 안정시킨다. 이러한 실습은 억지로 자세를 교정하는 대신, 의식적인 방향성을 통해 자연스러운 정렬을 유도한다. 아래의 지시어 학습 노트는 제1장의 이론을 실습으로 연결하며, 학습자가 일상에서 신체와 뇌의 새로운 가능성을 발견하도록 돕는 안내서가 된다.

지시어 학습 노트

다음은 제1장의 일차적 조절Primary Control과 방향성direction을 실천적으로 구현하는 지시어들이다. 이 지시어들은 척추 중심축에서 머리, 경추, 골반까지 이어지는 정렬을 체계적으로 설정하며, 신체와 뇌의 조화를 촉진한다.

[D01]: 척추 중심축이 위로 정렬된다

정의

척추 중심축이 위로 정렬된다[D01]는 지시어는, 두개골 바닥에서부터 꼬리뼈까지 이어지는 척추계structural axis가 수직 방향으로 정렬된다는 것을 선언적으로 확인하는 구조 명령이다. 이는 각 분절의 능동적 조작이 아니라, 척추 전체가 중력에 대응하는 하나의 중심 기둥으로 작동하도록 인식 조건을 설정하는 것이다. 중심축은 정렬의 기준이자, 모든 수직 계열 지시어의 기초 정렬선을 제공한다.

사용 목적

신체 사용의 기준 축을 설정하여, 척추계 기반의 전신 정렬 구조를 구축한다. 머리, 흉곽, 골반, 하지 구조를 상하로 정렬 가능하게 하며, 다른 지시어의 적용 범위를 안정적으로 통합한다. 중력선과 정렬 축의 일치를 통해 동적 자세 유지, 하중 분산, 관절 정렬을 실현한다.

흔한 오용

'정렬'을 등 전체를 곧게 세우는 동작으로 오해하면, 요추가 과신전되고 흉추 굴곡이 증가한다. '위로'를 물리적으로 끌어올리는 의지적 반응으로 처리하면, 경추가 과긴장되며, 상부 승모근이 활성화된다. 척추 분절을 개별적으로 조작하려 할 경우, 중심선 일관성이 깨지고 구조 연결성이 단절된다.

실습 루틴

① 정자세로 선 상태에서, 척추 중심축이 위로 정렬된다[D01]는 생각을 마음속으로 3회 반복한다.

② 뒤통수에서 좌골(궁둥뼈)까지 수직선이 이어진다고 생각하며, 머리, 흉곽, 골반이 이 선 위에 나란히 정렬되는지 관찰한다.

③ 하중이 잘 분산되었는지 확인하기 위해, 발바닥의 접지 상태부터 무릎, 골반, 흉곽, 머리의 순서로 신체 구조를 아래에서 위로 살펴본다.

④ 정수리는 천장을 향해 투사된다[D13], 골반은 대퇴골 위에 놓인다[D16]과 같은 지시어와 연계하여 전체 축의 통합적인 정렬을 탐색한다.

⑤ 정렬이 이루어진 후, 다른 지시어를 적용할 때도 중심축이 흔들리지 않는지 관찰하며 루틴을 마친다.

해부학·과학적 근거

인체의 척추는 총 33개의 분절된 뼈로 이루어져 있다. 이는 경추 7개, 흉추 12개, 요추 5개, 천추(엉치뼈) 5개, 미추(꼬리뼈) 4개로 구성된다. 이 뼈들은 이중 S자 곡선을 형성하여 중력에 의한 하중을 효과적으로 지지하고 충격을 분산시킨다[10]. 이러한 중심축 정렬은 추간판(디스크)에 가해지는 압력을 고르게 분산시켜, 척수 신경의 전도 효율을 높이는 데 기여한다.

또한 전정계와 연결된 전정 척수로vestibulospinal tract는 머리의 위치를 감지하여, 척추의 정렬 상태에 따라 반사적으로 근육의 긴장을 조절한다. 이 과정에서 전정계의 감각 정보는 신체의 공간적 위치를 인식하는 데 핵심적인 역할을 하며[4], 전전두엽(특히 우측 하전두피질)은 의도한 정렬과 실제 신체 반응 사이의 불일치를 억제하고 조절하는 기능을 수행한다[14].

이처럼 척추 중심축을 바로 세우는 것은 단순한 자세 유지를 넘어선다. 이는 신체 전반의 구조를 조정하고 감각과 운동을 통합하는 '참조 프레임(기준틀)'으로 작동하기 때문에 핵심적이다.

[D02]: 머리는 앞과 위로 투사된다

정의

머리는 앞과 위로 투사된다[D02]는 지시어는 하나의 선언이다. 이는 두개골이 경추 상단(C0-C1 관절) 위에 안정적으로 놓이면서, 정수리 방향과 앞쪽을 향해 일정한 방향성을 유지하도록 구조적으로 유도하는 것을 의미한다. 이때 '투사'란 물리적인 이동이 아니라, 머리의 정렬 방향을 척추 중심축의 연장선상에서 조정한다는 뜻이다. 이 지시어는 경추의 과도한 긴장 없이 머리 위치를 결정하도록 돕고, 상부 척추의 반응을 정렬 조건에 맞게 구성하는 역할을 한다.

사용 목적

두개골의 공간적 방향을 명확히 하여 경추를 정렬하고 상체의 자유도를 확보한다. 머리의 무게가 아래로 불균형하게 전달되지 않도록 막고, 중력에 대응하는 지지선 위에 정렬시킨다. 중심축 상단에 있는 머리의 방향을 통제하여 시선, 흉곽, 골반으로 이어지는 연쇄적인 정렬 흐름을 안정시킨다.

흔한 오용

'앞과 위로'라는 표현을 머리를 실제로 밀거나 치켜드는 동작으로 오해하기 쉽다. 이 경우, 목이 과도하게 젖혀지거나 턱이 들리는 반응이 나타난다. 이 지시어를 정렬이 아닌 '들어 올리기'나 '당기기' 동작으로 수행하면, 승모근 상부가 긴장되고 뒤통수가 압박된다. 지시어를 단순히 시각적 이미지나 감각을 유도하는 말로만 해석하면, 위치 판단 기준이 모호해져 정렬의 일관성이 떨어진다.

실습 루틴

① 정자세에서, 머리는 앞과 위로 투사된다[D02]는 생각을 2~3회 반복하여 인식한다.

② 머리 정렬의 기준점인 C0-C1(후두골-고리뼈) 관절 축을 의식하며, 정수리 방향과 앞쪽을 잇는 선이 척추 중심축과 어떻게 연동되는지 관찰한다.

③ 목과 뒤통수 사이에 불필요한 긴장이 없는지 확인하고, 아래쪽 흉곽 및 골반과의 정렬이 일관성을 유지하는지 살펴본다.

④ 경추는 뒤와 위로 정렬된다[D03], 정수리는 천장을 향해 투사된다[D13]등과 함께 적용하여 상체 정렬의 통합을 탐색한다.

⑤ 마지막으로, 몸 전체의 축 위에서 머리의 위치가 중심 안정성에 어떻게 기여하는지 구조적 관점에서 관찰하며 마무리한다.

해부학 · 과학적 근거

성인의 머리 무게는 평균 4.5~5.5kg에 달한다. 이를 지지하는 상부 경

알렉산더 테크닉: 정렬하는 몸, 변화하는 삶

추(C1-C2)는 회전, 앞뒤 굽힘, 옆으로 굽힘 등 복합적인 움직임을 담당한다. 이처럼 가동성이 높은 구조 위에 머리를 안정적으로 정렬하려면, 두 개골과 경추가 만나는 경계선에서의 방향 설정이 결정적이다. 정수리 방향의 축은 척추 중심축의 가장 위쪽 연장선이며, 이 축의 각도가 안정되어야 아래쪽 척추의 긴장 수준이 결정된다[1]. 전정계는 머리 위치에 따른 균형 신호를 몸통 하부 근육으로 전달하며, 이 과정에서 전정-척수 반사 경로가 활성화된다. 동시에 시선과 정수리 방향이 중력선과 조화를 이루지 않으면, 예를 들어 시선이 아래를 향할 때 머리가 앞으로 기울어지면, 전정계의 감각 정보가 혼란을 일으켜 공간 인지가 왜곡될 수 있다[4]. 이러한 불일치는 의도한 움직임과 실제 반응 사이의 차이를 조절하는 전전두엽의 억제 기능에 부담을 주어 자세 통합을 방해할 수 있다[14].

[D03]: 경추는 뒤와 위로 정렬된다

정의
경추는 뒤와 위로 정렬된다[D03]는 지시어는 하나의 구조적 명령이다. 이는 제1~7번 경추(C1-C7)가 중력선과 중심축에 따라 뒷위쪽 방향으로 배열되어야 함을 선언한다. 이 지시어는 해부학적으로 허용된 범위 안에서 경추의 C자 곡선(전만)을 유지하도록 돕고, 머리의 하중이 경추를 거쳐 골반까지 안정적으로 전달되도록 한다. 이 정렬은 능동적인 교정이라기보다, 머리 목 등 상단의 연결 구조를 조율하는 기준점으로 작동한다.

사용 목적

머리를 지지하는 경추의 압력 분산 구조를 회복하여, 과도한 긴장 없이 수직 하중을 안정적으로 전달한다. 후두골와 경추의 관절 축을 기준으로 머리 위치를 안정시키고, 승모근의 긴장 유발 요인을 제거한다. 머리의 방향을 정하는 지시어([D02], [D13])를 적용하기 위한 중간 정렬 지점을 확립한다.

흔한 오용

'뒤로 위로'라는 말을 목을 뒤로 젖히거나 누르는 물리적인 동작으로 오해하면, 목 뒷부분이 과도하게 펴지면서 상부 경추(C1-C2) 사이의 공간이 좁아진다. 머리를 치켜드는 동작으로 잘못 이해하면, 턱이 들리고 아래쪽 경추가 긴장하며 등이 굽는 현상이 함께 나타난다. 경추를 억지로 '세운다'고 생각하여 목 주변 근육(흉쇄유돌근, 사각근 등)에 불필요한 힘을 주면, 오히려 전체 정렬 축이 무너진다.

실습 루틴

① 중립 자세에서, 경추는 뒤와 위로 정렬된다[D03]는 생각을 2~3회 반복하며 그 방향성을 인지한다.

② 머리와 목의 접합부(C0-C1)를 기준으로, 경추가 등과 정수리 사이에서 뒷위쪽 방향으로 배열되었는지 관찰한다.

③ 이때 목이 어깨에 눌리거나 앞으로 꺾이지 않는지 확인하며, 시선은 정면을, 턱은 바닥과 수직을 유지한다.

④ 머리는 앞과 위로 투사된다[D02], 흉골은 앞과 위로 향한다[D04], 정수리는

천장을 향해 투사된다[D13] 지시어와 함께 연동하여 루틴을 구성한다.

⑤ 정렬 후 목 주변의 압박감이나 긴장이 없는지 구조적인 기준으로 점
검하고, 몸 전체 정렬 축의 연속성을 확인하며 마무리한다.

해부학 · 과학적 근거

경추는 총 7개의 뼈로 이루어진다. 상부 경추(C1-C2)는 머리뼈와 직
접 연결되어 회전의 중심축 역할을 하고, 하부 경추(C3-C7)는 몸의 하중
을 지지하고 전달하는 역할을 담당한다. 경추(목뼈)의 정렬 상태는 후두
골 아래 관절 간격, 신경이 지나가는 구멍(추간공)의 직경, 디스크의 압력
분산 능력에 직접적인 영향을 주며, 이는 몸의 기능적 부하 균형을 결정
한다[10]. 경추가 과도하게 굽거나 펴지면 척수를 압박하고 목 주변 근육의
불균형을 일으킨다. 따라서 경추 정렬은 머리의 안정성뿐 아니라, 상체
전체의 수직 하중 균형을 좌우하는 핵심 요소이다.

신경생리학적으로 전정계는 머리 위치의 미세한 오류를 감지하여 목
주변 근육에 실시간 피드백을 보낸다. 이러한 정확한 감각 정보는 두정
엽이 공간 좌표의 왜곡을 최소화하고 위치 인식의 정확도를 높이는 데 기
여한다[4]. 따라서 이 지시어는 머리와 척추를 잇는 정렬의 중간 지지점을
형성한다. 이를 통해 뒤통수 주변의 이완, 상체의 자유로운 사용, 시선의
안정성 확보가 가능한 '경추 중심 정렬'의 조건을 제공한다.

[D13]: 정수리는 천장을 향해 투사된다

정의

정수리는 천장을 향해 투사된다[D13]는 지시어는 하나의 정렬 명령이다. 이는 머리 꼭대기(정수리)가 척추 중심축의 연장선상에서 수직으로 위쪽을 향하도록 설정하는 것을 의미한다. 이는 머리를 물리적으로 들어 올리는 동작이 아니며, 대신 머리뼈의 정렬 축을 위쪽으로 설정하여 척추 중심선 전체가 위로 이어지도록 하는 방향성을 제공한다. 이 지시어는 중심축의 가장 높은 지점에서 방향을 제시하는 기준점 역할을 하며, 아래 구조(경추, 흉추, 요추)의 배열 기준을 명확히 하는 데 기여한다.

사용 목적

중심축의 위쪽 방향을 명확히 설정하여 머리, 목, 등으로 이어지는 정렬을 유도한다. 머리를 수직으로 향하게 하여 척추의 압박을 완화하고, 하중이 잘 분산되도록 돕는다. 상체가 중력선 위에서 수직으로 안정성을 유지하도록 중심 방향의 기준점을 제공한다.

흔한 오용

정수리를 물리적으로 끌어올리는 동작으로 오해하면, 목이 과도하게 젖혀지고 뒤통수가 압박된다. '천장을 향해'라는 말을 상체 전체를 들어 올리는 것으로 잘못 이해하면, 허리가 과도하게 젖혀지고 골반이 앞으로 기울어진다. 시각적 이미지나 느낌에만 의존하면 방향성이 모호해져, 중심 정렬이 오히려 불안정해진다.

알렉산더 테크닉: 정렬하는 몸, 변화하는 삶

실습 루틴

① 중립 자세에서, 정수리는 천장을 향해 투사된다[D13]는 생각을 마음속으로 2~3회 반복한다.

② 머리 꼭대기(정수리)가 척추 중심축을 따라 수직으로 위쪽을 향하는 선상에 있는지 관찰한다.

③ 턱뼈, 목, 흉곽, 골반이 이 선 위에서 불필요한 긴장 없이 정렬되었는지 인지한다.

④ 머리는 앞과 위로 투사된다[D02], 척추 중심축이 위로 정렬된다[D01], 골반은 대퇴골 위에 놓인다[D16]와 함께 중심축 통합 루틴으로 적용한다.

⑤ 정렬 후 머리, 목, 가슴, 골반으로 이어지는 수직의 일관성이 유지되는지 구조적인 기준으로 관찰한다.

해부학·과학적 근거

정수리는 머리뼈의 가장 높은 지점vertex으로, 후두골과 전두골 사이 시상 봉합의 정중선에 위치한다. 이 지점은 머리를 중심축 위에 바르게 배열하는 기준이 되며, 머리와 목 연결부의 정렬에 직접적인 영향을 준다[10]. 전정계와 척수를 잇는 신경 경로는 머리 방향의 미세한 변화를 감지하여 몸 전체의 긴장도를 조절한다. 이 정확한 방향 정보는 두정엽의 공간 지각 회로가 중심축의 수직성을 인식하는 데 필수적이다[4].

또한 Craig(2009)는 전방섬피질anterior insula이 신체 감각과 정서적 인식을 통합한다고 설명하며, 정수리 방향 설정이 감정 안정에도 기여할 수 있음을 시사한다[25]. 이렇게 확립된 안정적인 공간 좌표는, 의도와 다른 불필요한 자세 습관을 억제하는 전전두엽의 기능을 도와 전체적인 정렬을 효율적으로 조정하게 한다[14]. 결론적으로 이 지시어는 물리적인 움직임이 아니다. 이는 중심 정렬선의 위쪽 방향을 구조적으로 설정하는 명령이며, 척추 전체의 정렬을 조율하는 기초적인 기준점 역할을 한다.

[D16]: 골반은 대퇴골 위에 놓인다

정의

골반은 대퇴골 위에 놓인다[D16]는 지시어는 골반뼈(장골, 천골, 치골 등으로 구성)가 양쪽 대퇴골의 대퇴골두 위에 수직으로 지지되고 정렬되는 상태를 말한다. 이는 골반이 앞이나 뒤로 기울어지지 않고, 중립 위치에서 비구와 대퇴골두의 수직 관계를 유지하는 것을 목표로 한다. 이러한 정렬은 하체 지지 기반을 중심에 두고, 요추-골반-대퇴골의 정렬 일관성을 확보하며, 상체의 하중을 안정적으로 전달하기 위한 핵심 조건이다.

사용 목적

골반을 중립으로 정렬하여 요추의 안정성과 하체의 균형 감각을 강화한다. 과도한 전방 또는 후방 기울임으로 인한 허리 통증 및 고관절 부담을 예방한다. 앉거나 서고 걸을 때, 체중이 대퇴골을 통해 지면으로 균형 있게 전달되도록 유도한다.

흔한 오용

'놓인다'는 말을 골반을 억지로 고정하거나 전방/후방으로 기울이는 행위로 오해하면, 구조 정렬이 왜곡된다. 골반이 앞으로 기운 자세를 바른 자세로 착각하여 요추를 과도하게 전만시키면, 요추와 고관절 주변 근육에 부담이 집중된다. 한쪽 골반만 올리는 등 좌우 비대칭 정렬은 대퇴골두 위의 균형을 깨고, 중심축 전체의 흐름을 방해한다.

실습 루틴

① 기본인지: 앉거나 선 상태에서, 골반은 대퇴골 위에 놓인다[D16]는 생각을 3회 조용히 반복한다.

② 정렬 관찰: 좌우 좌골에 체중이 균등히 분산되는지 인지하며, 전상장골극ASIS과 치골결합pubic symphysis이 수직면에 위치하는지 관찰한다.

③ 호흡과 안정: 호흡하는 동안 골반이 불필요하게 흔들리거나 기울어지지 않고, 안정적인 지지 기반으로서 호흡에 미세하게 반응하는지 관찰한다.

④ 통합 탐색: 요추는 위로 길어진다[D14], 무릎은 대퇴골 앞쪽을 향한다[D17], 발뒤꿈치는 지면과 접촉한다[D18]과 같은 지시어와 함께 적용하여, 중심축 정렬과 지면의 지지력을 통합적으로 탐색한다.

⑤ 동적 적용: 걷기 전 정지 상태에서 이 지시어를 다시 떠올린 후, 걸을 때 골반의 무게 중심이 대퇴골두 위에서 안정적으로 이동하는 흐름을 관찰한다.

해부학 · 과학적 근거

골반은 인체 중심에서 척추와 다리를 연결하는 주요 구조로, 비구를 통해 대퇴골두와 안정적으로 연결되어 요추의 자연스러운 전만과 천장관절SI joint의 안정성을 유지한다[10, 13]. 고유수용성 감각proprioception과 전정계는 비구와 대퇴골두의 위치 관계를 실시간으로 감지하여 자세 조절을 지원한다[4].

전전두 피질prefrontal cortex은 습관적 기울임을 억제하여 중립 정렬을 촉진하며[14], 기저핵과 소뇌는 이 정렬을 자동화된 회로로 내재화하여 의식적 노력 없이 안정성을 유지한다[18, 19]. 임상 연구에 따르면, 중립 골반 정렬은 허리 통증을 감소시키고 자세 유지 능력을 향상시킨다[2, 7].

통합 실습 | 중심축의 발견: 머리부터 골반까지의 정렬

전술한 지시어들은 머리에서 골반까지 이어지는 중심축을 단계적으로 구성한다. 이는 알렉산더 테크닉AT의 핵심 정렬 루틴을 이룬다. 이 정렬 체계는 단순히 자세를 교정하는 것을 넘어, 신경계의 긴장을 완화하고 감각과 운동의 순환 고리를 통합하는 것을 목표로 한다.

1. 척추 중심축 설정

루틴은 척추 중심축이 위로 정렬된다[D01]는 지시어로 시작한다. 이로써 신체 정렬의 기준선이 설정되고, 이후의 모든 방향성이 중력선과 일치하는 중심축을 기준으로 작동하게 된다.

2. 머리와 목의 자유로운 정렬

이어서 머리는 앞과 위로 투사된다[D02]와 경추는 뒤와 위로 정렬된다[D03]는 지시어는 머리와 목의 연결을 자유롭고 유연하게 조정한다. 이는 머리 무게가 척추를 압박하거나 목의 긴장을 유발하지 않도록 돕고, 전정계소뇌경추 신경계 사이의 위치 통합을 촉진한다.

3. 정수리의 수직 방향 설정
정수리는 천장을 향해 투사된다[D13]는 중심축의 가장 높은 지점 방향을 명확히 설정하며, 머리부터 요추까지 기하학적으로 연속된 축 정렬을 유도한다.

4. 골반의 하부 지지 완성
마지막으로 골반은 대퇴골 위에 놓인다[D16]는 지시어는 중심축의 하부 지지 구조를 완성한다. 골반이 비구를 통해 대퇴골두 위에 중립적으로 정렬됨으로써, 척추의 하중이 균형 있게 하체로 전달될 조건이 마련된다.

이 다섯 개의 지시어는 머리-목-척추-골반을 잇는 수직 정렬 체계를 형성하여, 신체 전체가 유기적인 중심축으로 작동하도록 안내한다. 이러한 정렬은 억지로 자세를 유지하는 상태가 아니다. 이는 방향성에 따른 비의도적 명령 체계를 통해 중력 속에서 몸이 자동적으로 조정되는 상태를 지향한다. 이 중심축 정렬은 일상적인 움직임 속에서도 과도한 긴장 없이 유지되며, 신체와 뇌의 협응 시스템을 회복시킨다. 알렉산더 테크닉 AT이 말하는 일차적 조절primary control은 바로 이러한 정렬을 기반으로 신경과 운동이 통합되어 유연하게 작동하는 시스템이다.

요약 | 알렉산더 테크닉: 몸, 뇌, 환경을 잇는 중심축의 지혜
제1장에서는 알렉산더 테크닉AT의 핵심 원리인 일차적 조절Primary

Control과 방향성direction 개념을 통해 신체, 신경계, 환경의 통합적 작동 원리를 조망한다. 이는 머리에서 골반까지 이어지는 중심축 정렬을 통해 유연한 움직임과 정서적 안정성을 동시에 회복하는 체계이다. 이때 적용되는 다섯 가지 정렬 명령은 감각 조작에 의존하지 않는다. 머리의 **방향 설정**[D02]에서 시작하여 경추의 **정렬**[D03]과 정수리의 수직 투사[D13]를 거쳐 골반의 지지 기반[D16]에 이르기까지, 지시어는 머리-목-척추-골반으로 이어지는 수직 축의 통합을 이끈다. 이러한 과정은 공간 지각(두정엽), 긴장 억제(전전두엽), 운동 계획(소뇌)을 담당하는 뇌 영역들의 협응 회로를 활성화하며[4, 14, 18], 정렬된 움직임의 통합을 가능하게 한다.

이 중심축이 회복되면 신경가소성neuroplasticity과 자율신경계의 균형 조절이 촉진된다. 그 결과 감정과 움직임 모두 안정된 흐름을 되찾을 조건이 형성된다. 여기서 말하는 정렬은 고정된 자세나 의도적인 교정이 아니다. 이는 방향성에 기반한 자동 조정 상태를 의미하며, 신체와 뇌가 환경과 유연하게 상호작용하도록 만드는 실천적 '자기 사용self-use'의 전환점이 된다.

제2장

감정과 신체의 상호작용

"Emotion is embodied in the physical self,
and the physical self expresses emotion." — F. M. Alexander,
『Constructive Conscious Control of the Individual』, 1923[15]

일상 속 감정 조절 : 알렉산더 테크닉과 몸의 지혜

나는 갇혀 있었다. 붉은 후미등의 강, 그 끝이 보이지 않는 흐름 속에서. 차창 너머 아스팔트의 아지랑이가 시야를 흐렸다. 에어컨은 힘겹게 더운 바람을 토해냈고, 등은 끈적한 시트에 달라붙었다. 핸들을 쥔 손은 하얗게 질려 있었고, 턱은 어금니가 부서져라 꽉 물려 있었다. '대체 왜 움직이질 않는 거야!' 머릿속에서 짜증이 연기처럼 피어올라 온몸으로 퍼져나갔다. 심장이 가슴을 세차게 찧기 시작했고, 호흡은 목구멍에서 거칠게 오갈 뿐이었다. 그때 문득, 내가 얼마나 어깨를 웅크리고 있는지 깨달았다. 목은 앞으로 뻣뻣하게 빠져 있었고, 등은 둥글게 말려 있었다. 외부의 교통체증이, 어느새 내 몸속에 똑같은 정체를 만들어내고 있었다. 바로 그 순간, 아주 희미한 목소리가 의식을 스쳤다. 수업 시간에 들었던, 잊고 있던 하나의 방향성이었다.

'흉골이 앞과 위로 향한다[D04].' 나는 아무것도 하지 않았다. 그저 그 문장을 가만히 떠올렸다. 기적은 아니었지만, 분명한 변화의 시작이었다. 나를 옥죄던 갑옷의 가장 뻑뻑한 이음새 하나를, 내 의지로 살짝 느슨하게 만들 수 있다는 가능성을 발견한 것에 가까웠다. 굳게 닫혔던 가슴이 아주 미세하게 열리는 느낌. 그 틈으로 가느다란 숨이 비집고 들어와 메마른 폐를 적셨다. 한 번, 그리고 또 한 번. 깊어진 숨결과 함께 어깨를 꽉 쥐고 있던 불필요한 힘을 놓아주자, 하얗게 질렸던 손에도 온기가 돌아왔다. 끓어오르던 짜증이 사라진 것은 아니었다.

다만, 감정의 파도와 나 사이에, 숨 쉴 수 있는 작은 공간이 생겨났다. 감정의 파도가 멀찍이서 출렁이고 있었다. 나는 더 이상 감정의 폭풍 속에 있지 않았다. 고요히 그것을 바라보는 관찰자가 되어 있었다. 이러한 변화는 결코 우연이 아니다. 이는 과학에서 말하는 '체현 인지Embodied Cognition' 개념과 맞닿아 있습니다. 체현 인지 이론에 따르면, 감정은 뇌에만 갇혀 있는 것이 아니라 신체와 환경의 끊임없는 상호작용을 통해 만들어진다. 알렉산더 테크닉AT은 바로 이 이론을 몸으로 직접 실천하는 매우 효과적인 방법이다.

정서 상태를 억누르는 대신, 요추가 위로 길어진다[D14] 또는 시야는 정면으로 향하며 눈 위를 의식한다[D26]와 같은 지시어를 통해 신체의 상태를 먼저 바꾸는 것이다. 그러면 신체의 깊은 층위에 고착된 긴장이 점진적으로 풀리고, 정서적 에너지가 자연스럽게 흐를 공간이 열린다. 이 장에서는 체현 인지와 신경과학적 메커니즘을 바탕으로, AT가 어떻게 감정 조절을 위한 생리적 기반을 형성하는지 탐구한다.

감정 신체 통합의 이론적 기반

감정은 신체를 통해 표현되고, 신체는 감정을 반영한다. F.M. Alexander는 저서에서 이처럼 감정과 신체의 불가분한 관계를 강조하며, 그 본질을 명확히 한다[1]. 이 원리는 체현 인지 이론의 핵심 개념으로, 신체 상태가 뇌의 감정 처리와 인지 기능에 실질적인 영향을 미친다는 것을 의미한다. Craig(2009)의 연구에 따르면, 우리 뇌에는 몸의 감각 신호를 감정으로 해석하는 일종의 '감정 안테나'가 있다. 바로 이 영역(전방섬피질) 대군에, 바른 신체 정렬이 감정의 안정으로 직접 이어질 수 있다는 것이다[25]. 예컨대 흉곽이 닫히고 어깨가 안으로 말린 자세는 불안과 긴장을 증폭시키는 반면, 흉곽을 확장하고 척추를 바로 세우는 것은 정서적 안정감과 겸중력이 향상되는 것으로 이어진다.

알렉산더 테크닉AT은 바로 이 지점에서 신체의 방향성을 의식적으로 사용해 감정과 신체의 상호작용을 구조적으로 조율한다. 가령, 번잡한 일상 속에서 문득 **흉골은 앞과 위로 향한다**[D04]는 방향성을 떠올리는 것만으로 흉곽이 열리고 호흡이 깊어지는 것을 경험할 수 있다. 이는 뇌의 감정 조절 회로에 긍정적인 신호를 보낸다. Cacciatore 등의 연구(2021)에 따르면, AT 수련은 자동 자세 조절 능력을 개선하고 근긴장을 완화하며 자율신경계 균형을 회복시킨다[2]. 이는 AT가 단순한 자세 교정을 넘어, 신체와 뇌의 유기적인 협응을 통해 감정의 흐름을 재구성하는 학습임을 보여준다.

감정 구성의 신경학적 메커니즘

감정은 단순히 '마음'의 상태가 아니라, 뇌와 신체가 협력해 만드는 예측의 결과이다. 이 과정에는 여러 뇌 영역이 관여하는데, 편도체는 감정 반응을 촉발하고, 섬엽은 내적 신체 상태를 감지하며, 전전두엽은 상황을 판단하고 충동을 조절한다. 이러한 신경 구조들은 신체와 환경 정보를 계속 통합하며 감정 경험을 예측하고 구성한다. 이러한 뇌의 작동 방식은 '예측 부호화Predictive Coding' 이론으로 설명할 수 있는데, 이는 뇌가 단순히 감각 정보를 수동적으로 받아들이는 것이 아니라, 과거의 경험을 바탕으로 앞으로의 상황을 능동적으로 예측하고 그 예측을 계속 수정하며 감정을 만들어간다는 개념이다. Seth(2013)의 연구는 이 예측 부호화 과정이 신체 감각과 감정을 통합하는 데 핵심적인 역할을 한다고 설명한다[24].

알렉산더 테크닉의 방향성direction, 예를 들어 시야는 정면으로 향하며 눈 위를 의식한다[D26]는 바로 이 섬엽과 전전두엽의 건강한 협업을 유도한다. 이는 신체 상태에 대한 왜곡된 인식을 바로잡고 감정적 충동을 조절하는 능력을 길러준다. 실제로 Khalsa 등의 연구(2018)는 내부 감각에 집중하는 훈련이 섬엽과 전전두엽의 연결을 강화해 정서 조절 능력을 향상시킨다고 보고했다[27]. 이러한 훈련은 '함께 활성화되는 뉴런은 함께 연결된다'는 헤브 학습Hebbian Learning 원리에 따라, 반복될수록 감정 조절 회로를 더욱 정교하게 다듬는다.

그 결과, 감정은 억압해야 할 대상이 아니라 의식적인 방향성을 통해 부드럽게 조절할 수 있는 에너지의 흐름으로 재인식된다.

감정 조절의 생체역학적 원리

감정 조절의 생체역학적 핵심은 구조적 정렬을 통한 호흡의 회복에 있다. '흉골은 앞과 위로 향한다[D04]'와 같은 지시어는 흉곽의 정렬을 돕고 횡격막의 자연스러운 움직임을 회복시킨다. 이 리드미컬한 횡격막의 운동은 자율신경계의 균형을 회복시켜 정서적 안정의 토대를 마련한다. 그 결과, 과도하게 항진된 교감신경은 안정되고 부교감신경이 활성화되어 몸이 편안하게 이완 상태로 전환된다. 더 나아가 요추가 위로 길0-진다[D14]는 신체 지시어는 상체와 하체의 연결을 강화하여 몸 전체의 중심축 안정성에 기여한다.

이러한 생체역학적 변화가 감정에 영향을 미치는 신경학적 기제 또한 뇌과학 연구를 통해 확인된다. Nair 등의 연구(2017)는 바른 신체 정렬이 전전두엽의 활동을 촉진하여 감정적 안정과 심리적 안녕감을 높인다고 보고한다[28]. 이는 신체 정렬이 단지 호흡 패턴의 개선을 넘어, 뇌의 감정 조절 회로에 직접적으로 긍정적인 영향을 미친다는 사실을 뒷받침한다.

결국 알렉산더 테크닉이 강조하는 방향성 인지는 감정의 파동을 억누르지 않고 부드럽게 받아들이며, 신체가 환경과 조화를 이루도록 돕는 근본적인 토대가 된다.

이론에서 실천으로

알렉산더 테크닉AT은 감정과 신체의 통합을 이론으로만 다루지 않는다. 척추 중심축이 위로 정렬된다[D01], 흉골은 앞과 위로 향한다[D04], 시야는 정면으로 향하며 눈 위를 의식한다[D26]와 같은 지시어들은 신체 구조의 정렬을 통해 자율신경계, 호흡 리듬, 감정 반응성이 유기적으로 연동되도록 돕는다. 이러한 실습은 신체를 억지로 조작하는 대신, 의식적 방향성으로 감정의 흐름을 자연스럽게 조율하는 방식이다. 이 장의 핵심 지시어들은 체현 인지와 신경생리학적 원리를 실천으로 연결하며 학습자가 감정과 신체의 통합성을 구체적으로 체험하도록 안내한다. 결국 AT는 감정이 억제하거나 참아야 할 대상이 아니라, 의식적인 방향성을 통해 조화롭게 흐르는 '움직임의 일부'로 다룰 수 있음을 보여 준다.

지시어 학습 노트

다음은 제2장의 감정 신체 통합을 실천적으로 구현하는 지시어들이다.

[D04]: 흉골은 앞과 위로 향한다

정의
......
흉골은 앞과 위로 향한다[D04]는 흉골이 흉곽의 중심에서 앞위쪽으로 향하도록 유도하는 지시어이다. 이는 흉곽 앞면의 골격 축을 조정하여, 흉추와의 연결, 갈비뼈 확장, 어깨 정렬, 횡격막 하강 등 연쇄적인 구조 변화를 유도한다. 이 지시어는 상체 앞면을 구조적으로 개방함으로써, 호흡의 기계적 제한을 줄이고 팔의 가동성을 확보한다. 흉골 정렬은 머리-목-

가슴-골반을 연결하는 중심축에서 상부 흉곽의 기준점 역할을 수행한다.

사용 목적

흉곽 상부의 앞쪽 압박을 해소하고, 횡격막 하강과 갈비뼈 확장을 위한 공간을 제공한다. 어깨뼈(쇄골-견갑골 복합체)가 안정적으로 배열되도록 하여 팔 움직임의 구조적 기반을 마련한다. 상체 앞면의 정렬 기준을 확보하여, 목, 등, 허리로 이어지는 척추의 연속성을 유지하도록 돕는다.

흔한 오용

흉골을 물리적으로 들어 올리거나 가슴을 과도하게 내밀면, 보상 작용으로 허리 곡선이 깊어지거나 등이 뻣뻣하게 경직된다. '앞과 의로'라는 말을 등과 허리를 젖히는 움직임으로 이해하면, 오히려 흉곽 하브가 닫혀 횡격막의 운동 범위가 제한된다. 또한, 방향성을 생각하는 대신 단순히 숨을 깊게 마셔 가슴을 열려고 하면, 불필요한 호흡 보조근이 개입하여 오히려 상체 긴장을 높인다.

실습 루틴

① 기본 방향 인지: 정자세로 서거나 앉아, **흉골은 앞과 위로 향한다**[D04]는 방향성을 2~3회 조용히 생각한다.

② 정렬 상태 관찰: 흉골 상단이 흉추와 나란히 정렬된 상태에서 앞위쪽을 향하는지 관찰한다.

③ 연쇄 반응 관찰: 이때 어깨가 솟거나 뒤로 젖혀지지 않도록 주의하며, 흉골 정렬이 어깨뼈와 견갑골 위치에 어떤 영향을 미치는지 살

퍼본다.

④ 통합 탐색: 경추는 뒤와 위로 정렬된다[D03], 흉추는 뒤로 위로 확장된다[D05], 어깨는 양옆으로 정렬된다[D08]과 같은 지시어와 함께 적용하여 상체 정렬의 통합을 탐색한다.

⑤ 최종 확인: 정렬 전후의 흉곽 움직임, 어깨 위치, 호흡 시 횡격막의 반응 변화를 구조적 관점에서 섬세하게 관찰하며 마무리한다.

해부학 · 과학적 근거

흉골은 갈비뼈와 연결된 흉곽 앞면의 중심 골격으로, 상단, 본체, 하단으로 구성된다. 흉골이 앞과 위로 정렬되면 제2~7번 갈비뼈와 이어진 연골 관절의 가동성이 좋아져, 갈비뼈가 바깥쪽과 뒤위쪽으로 확장될 수 있는 구조적 공간이 확보된다. 이렇게 흉곽이 확장되면 흉추의 압박이 줄고 횡격막이 내려갈 경로가 열리며, 흉식 호흡이 안정된다. 또한 견갑골이 흉곽 표면에서 더 자유롭게 움직여 팔의 기능적 사용 범위도 넓어진다. 실제로 Cacciatore 등의 연구(2020)는 AT의 방향성 지시어가 뇌의 고차원적인 조절 회로를 활성화하여 흉곽 정렬과 호흡 효율성을 개선한다고 보고한다. 이 과정에서 전전두엽(억제)과 두정엽(구조 감시)이 활성화되며, 폐 확장에 대한 뇌의 예측 능력이 안정되어 호흡이 편안해진다[3]. 이러한 흉골의 안정적 정렬은 쇄골 및 흉곽 전체와의 역학적 상호작용을 통해 완성된다.

흉골 정렬의 세부 메커니즘

흉골의 앞위 지시어는 흉추 상부(T1-T2)와의 역학적 관계 속에서 **척추**

중심축^{D01}과 조화를 이룬다[10]. 이 정렬은 단순히 가슴뼈 하나에 국한되지 않고, 주변 구조물과의 연쇄 반응을 통해 완성된다. 예를 들어 전거근(앞 톱니근)은 견갑골을 흉곽에 안정적으로 부착시킨다. 이 작용은 쇄골(빗 장뼈)의 위치에 영향을 주고, 이는 다시 흉골 상단의 정렬에 기여하는 연 쇄 반응으로 이어진다[8].

또한, 흉쇄인대와 같은 구조물들이 흉골과 쇄골, 갈비뼈를 안정적으로 연결하며 힘의 균형을 맞춘다. 이대 '흉골을 앞과 위로 향한다'는 의식적 인 방향 설정은 전전두엽의 억제 기능을 활성화한다. 이를 통해 불필요 한 근육의 개입을 막고 목표 정렬을 효율적으로 달성하도록 돕는다[14]. 이 러한 원리에 따라, 물리적인 힘을 사용하지 않고 의식적인 방향성만으로 흉곽 전면이 열리는 구조적 변화가 가능해진다.

[D14]: 요추는 위로 길어진다

정의

요추는 위로 길어진다^{D14}는 허리 부위 척추(요추, L1~L5)가 중력 방향에 맞서 압박 없이 위쪽으로 길어지는 상태를 유도하는 구조적 디렉션이다. 이는 허리를 밀거나 늘리는 조작이 아니라, 전체 척추의 압력을 최소화한 상태에서 요추가 위쪽의 흉추, 목뼈와 일관되게 이어지도록 하는 방향 설 정이다. 요추가 위쪽으로 길어지는 것은 골반의 안정과 더불어 척추 중 심축을 통합하는 핵심이며, 자세를 유지하고 상체 하중을 효율적으로 분 산시키는 중심 기제로 작용한다.

사용 목적

요추를 압박 없이 위로 정렬하여 허리 통증과 과도한 꺾임 현상을 방지한다. 골반과 흉곽 사이의 기능적 연결성과 하중 분산 구조를 최적화한다. 전체 척추 중심축에서 요추가 균형을 유지하며 상체의 수직 안정성을 지지하도록 돕는다.

흔한 오용

'길어진다'는 것을 물리적으로 허리를 늘리는 행위로 오해하여, 허리 근육을 과하게 수축시키거나 억지로 펴려고 한다. 요추를 위로 밀어 올리려고 하면, 등이 굽고 목이 앞으로 빠져 중심 정렬이 흐트러진다. 이를 명확한 지시어 없이 추상적인 '느낌'이나 '펴는 이미지'로만 대체하면, 실질적인 정렬 기준 없이 형태적 왜곡을 유발할 수 있다.

실습 루틴

① 기본 인지: 중립 자세에서, 요추는 위로 길어진다[D14]는 지시어를 마음속으로 3회 반복하며 허리 부위의 압력 변화를 섬세하게 관찰한다.

② 연결 관찰: 골반이 안정된 기반 위에 있을 때, 요추가 위쪽으로 미세한 공간을 확보하며 흉추 아래에서 자연스럽게 연결되는지를 인지한다.

③ 곡률 관찰: 허리의 곡선이 과도하게 오목하거나 편평해지지 않고, 균형 잡힌 곡률을 유지하는지 확인한다.

④ 통합 탐색: 골반은 대퇴골 위에 놓인다[D16], 흉추는 뒤로 위로 확장된다[D05], 정수리는 천장을 향해 투사된다[D13]과 같은 지시어와 함께 적용하여 중

심축의 통합을 탐색한다.

⑤ 일상 적용: 일상에서 앉거나 서고 걸을 때, 요추의 위쪽 방향 정렬이
지속되는지 정기적으로 관찰한다.

해부학·과학적 근거

요추는 5개의 큰 척추뼈로 구성되며, 흉추와 엉치뼈 사이에서 하중을
견디는 구조적 중간축 역할을 한다. 이 영역을 위쪽으로 정렬하는 것은
추간판(디스크)의 압력을 고르게 분산시키고, 허리의 자연스러운 C자 곡
선을 유지하는 데 핵심적이다[10].

요추 부위가 압축되면 신경근이 눌려 신경 전달이 저하될 수 있는데,
위쪽 방향 정렬은 이를 방지하고 허리 통증을 줄인다. 또한 허리-골반 등
의 정렬 일관성은 감각 피드백에 기반한 자동 자세 보정 회로를 활성화할
뿐만 아니라[2], 의식적으로 방향성을 유지하는 전전두엽의 기능과도 연결
되어 개선된 자세를 안정적으로 지속시킨다[3].

[D01]: 척추 중심축이 위로 정렬된다(참조: 제1부 제1장)

정의

척추 중심축이 위로 정렬된다[D01]는 지시어는 머리뼈에서 엉치뼈에 이르
는 척추 전체의 수직성을 회복하여, 중력에 맞선 구조적 안정성을 확보
하는 핵심 원리이다. 이는 신체 긴장을 최소화하고 중심 유지 능력을 향
상시킨다. 이 지시어는 전신 통합의 기반으로서, 제2장(감정과 의식의 조
화)과 제3장(감정과 환경의 공명)에서 다룰 모든 방향성의 전제가 된다.

사용 목적

전신의 수직 정렬을 통해 중력과의 조화를 이루도록 돕는다. 또한 신체의 중심축을 기준으로 감정과 움직임의 안정성을 지원한다. 환경 변화에 유연하게 대응할 수 있는 구조적 기반을 제공한다.

실습 루틴

① 기본 방향 인지: 정자세에서, 척추 중심축이 위로 정렬된다[D01]는 지시어를 2~3회 반복하며 그 흐름을 인지한다.

② 수직축 관찰: 머리에서 엉치뼈까지 수직선이 이어진다고 생각하며, 전체 척추가 중력선 상에 정렬되는지 관찰한다.

③ 상하 통합 탐색: 흉골은 앞과 위로 향한다[D04]와 요추는 위로 길어진다[D14]와 함께 상하 통합을 확인한다.

④ 일상 적용 및 조율: 일상 동작(앉기, 걷기) 중 중심축이 유지되는지 관찰하며, 필요 시 조정을 반복한다.

해부학 · 과학적 근거

척추 중심축의 정렬은 신경계와 근육의 협응을 최적화하여, 중력으로 인한 부하를 몸 전체에 균등하게 분산시킨다[2]. 이 정렬 과정은 뇌의 전정계와 소뇌가 균형을 조절하는 작용을 돕고, 나아가 신경가소성 원리에 따라 개선된 자세 패턴이 뇌에 각인되도록 촉진한다[3].

[D26]: 시야는 정면으로 향하며 눈 위를 의식한다

정의

시야는 정면으로 향하며 눈 위를 의식한다[D26]는 시각적 초점은 정면에 두되, 머리 위쪽 공간까지 인식의 범위에 포함하도록 유도하는 지시어이다. 이는 시야를 눈앞의 좁은 범위에 고정하지 않고 위쪽으로 확장하여, 머리와 목의 정렬 및 공간 인식을 통합하는 과정이다. 이는 감정적으로 위축될 때 흔히 좁아지는 시야를 의식적으로 확장하며, 시각전정계 회로를 활성화하여 신체와 정서의 균형 회복을 돕는다.

사용 목적

시야가 한쪽으로 쏠리는 것을 방지하여 머리와 목의 정렬 균형을 유지한다. 눈 중심의 움직임이나 고정된 시선으로 인한 시각적 과부하를 줄여 준다. 시각-공간-자세 통합 회로(두정엽-전정계-소뇌)를 활성화한다. 정적인 응시에서 벗어나 시야를 확장함으로써, 방향성과 움직임의 여유를 회복한다.

흔한 오용

고개를 젖히거나 눈동자를 위로 움직여 물리적으로 위쪽을 바라보면 안 된다. 시야 확장을 감각적 생각이나 모호한 이미지로 대체하지 않는다. 정면을 향한 시각적 중심을 잃고 주의가 산만해지면, 오히려 정렬에 필요한 정보 통합을 방해할 수 있다. 감정적 동요에 반응하여 의식적으로 확장했던 시야를 다시 좁히는 것은, 이 방향성의 목적에 반하며 목의 긴장을 재유발한다.

실습 루틴
① 기본 방향 인지: 앉거나 서서, 시야는 정면으로 향하며 눈 위를 의식한다[D26]는 방향성을 3회 반복하며 시각 주의가 어떻게 분포하는지 관찰한다.
② 인식 확장: 눈동자를 움직이지 않고, 시야의 위쪽 경계를 정수리 너머 공간까지 확장하여 의식한다.
③ 통합 탐색: 머리는 앞과 위로 투사된다[D02], 경추는 뒤와 위로 정렬된다[D03]를 함께 적용하여, 시야 확장이 목 정렬과 어떻게 상호작용하는지 확인한다.
④ 변화 관찰: 방향성을 적용한 후, 주변 공간과의 거리감, 자신의 중심감, 균형감에 어떤 변화가 일어나는지 인지한다.
⑤ 일상 적용: 시야를 위로 확장한 상태에서 걷거나 말하는 등 일상 동작을 수행하며 적용력을 수행해 본다.

해부학·과학적 근거
시각 정보는 후두엽에서 기본 처리된 후 두정엽에서 공간 좌표계와 통합된다. 위쪽 시야에 대한 인식은 평형 감각을 담당하는 전정계와 연결되어, 머리의 위치 인식 및 균형 유지에 관여한다. 시야의 수직 확장은 관련된 시각피질, 두정엽, 전정피질 사이의 상호작용을 활성화시킨다[4]. 또한 전전두엽은 이 방향성을 의식적으로 유지하도록 돕는다. 동시에 뇌줄기(뇌간)와 연결된 시각-공간 반응 회로는 확장된 시야 정보를 받아들여

더 효율적인 자세 반응을 유도한다.

이는 AT 수련에서 강조하는 '넓은 주의의 장wide field of attention' 원리와 연결된다[1]. 결국 이 지시어는 시각-공간-자세 회로를 통합적으로 활성화함으로써 신체와 환경의 균형을 촉진하고, 이를 통해 긴장 완화오- 정서적 안정을 구현하는 기반이 된다. 이는 시각-공간-자세 회로를 활소화해 움직임의 여유와 침착함을 구현한다.

감정-신체 통합을 위한 정렬 루틴 통합 실습

1. 흉곽 개방: 상체 앞면 열기[D04]

먼저 흉골은 앞과 위로 향한다[D04]는 상체 앞면을 구조적으로 열어 흉곽의 압박을 해소하고, 횡격막 하강과 갈비뼈 확장을 위한 기초를 마련한다.

2. 요추 확장: 중심축 하부 지지[D14]

이 상태에서 요추는 위로 길어진다[D14]를 적용하면, 골반 위에 안정적으로 놓인 허리가 위쪽으로 길어지며 척추 중심축의 하부를 지지하고 상체 하중을 분산시킨다.

3. 척추 중심축 설정: 전신 기준축 확립[D01]

이러한 기반 위에 척추 중심축이 위로 정렬된다[D01]는 핵심 원리는 머리에서 꼬리뼈까지 이어지는 전신 정렬의 기준축을 설정한다.

4. 시야 확장: 공간 인식 강화[D26]

마지막으로 시야는 정면으로 향하며 눈 위를 의식한다[D26]를 통해 시각 주의가 위쪽으로 확장되면 머리, 목, 등으로 이어지는 정렬의 일관성이 확보되어 감정적 위축과 시각 편중이 완화된다.

5. 통합 효과: 감정과 신체의 조화

이 네 지시어의 연속적인 적용은 상체의 개방, 중심의 안정, 공간 인식의 확장을 통해 감정 표현과 신체 사용의 통합을 회복시킨다. 이는 곧 감정 조절의 신경학적 기반을 의식적인 구조 정렬 속에 정착시키는 과정이다.

요약 | 감정 조절의 핵심 : 몸과 마음의 조화

제2장은 감정 조절을 신체 정렬과 생리적 조건의 통합된 관점에서 바라보며, 알렉산더 테크닉AT이 감정의 흐름을 어떻게 구조적으로 조율하는지 탐구했다. 체현 인지 이론에 따르면, 감정은 단지 뇌의 인지 기능이 아니라 몸의 정렬 상태와 밀접히 연결된 신체 기반 경험이다. 흉골은 앞과 위로 향한다[D04]는 흉곽 개방으로 자율신경계 균형의 토대를 마련하면, 요추는 위로 길어진다[D14]는 그 위에 중심의 안정성과 정서적 회복탄력성을 더한다. 이어 척추 중심축이 위로 정렬된다[D01]는 감정적 자극에도 흔들리지 않는 구조적 일관성을 제공하고, 마지막으로 시야는 정면으로 향하며 눈 위를 의식한다[D26]는 시각-공간 인식을 확장하고 목 정렬을 조율한다. 이 네 가지 지시어는 감정을 억제하거나 과장하는 대신, 신경-정렬-정서의 선순환 고리를 통합적으로 재조직한다. 궁극적으로 이는 몸을 기반으로 감정의 유연한 흐름을 되찾고, 온전한 자기 조절 능력을 회복하는 과정이다.

제3장

구조적 사용의 심화

"Freedom in action is the result of conscious direction."
— F. M. Alexander, 『Man's Supreme Inheritance』, 1910[20]

몸의 기둥 세우기 : 등, 어깨, 팔의 정렬

오후 네 시, 모니터의 푸른빛이 눈을 시리게 했다. 그는 마우스를 쥔 채 멈춰 있었다. 견갑골 사이가 뻐근하게 아파왔고, 목덜미에는 차가운 돌덩이라도 얹힌 듯 묵직한 통증이 느껴졌다. 가슴은 점점 좁아지는 동굴처럼 답답했고, 숨을 쉬어도 시원하게 끝까지 닿지 않는 기분. 아직 퇴근까지 두 시간이나 남았는데, 몸은 이미 방전된 배터리처럼 그를 의자 속에 속수무책으로 가두고 있었다. 그때였다. 그는 모든 것을 멈추고 의자에서 등을 살짝 떼었다. 그리고 아주 조용히, 하나의 방향성을 떠올렸다. '등은 넓어지고 길어진다[D06].'

그것은 명령이 아니라 오히려 허용하는 과정에 가까웠다. 그러자 팽팽하던 등 근육을 붙잡고 있던 힘이 아주 조금씩 놓이는 것이 느껴졌다. 견갑골 사이가 아주 미세하게 넓어지며, 그동안 압축되었던 척추 마디 사이로 온기가 흐르는 듯했다. 이어서 '어깨는 양옆으로 정렬된다[D08]'는 생각을 하자, 앞으로 쏟아지던 어깨의 무게 중심이 바뀌는 감각이 찾아왔다. 팔은 더 이상 어깨에 매달린 무거운 짐이 아니었다. 단단해진 등으로부터 뻗어 나와, 비로소 제 무게를 편안히 실을 수 있게 된 팔이었다.

의식적인 방향성이 가져온 이 자유. 알렉산더 테크닉AT은 이처럼 몸의 구조적 관계에 대한 인식을 전환하여, 우리를 짓누르는 일상의 무게로부터 해방될 길을 열어 준다. 따라서 이 장에서는 흉추, 등, 견갑골, 어깨 구조적 정렬을 중심으로, 이를 통해 확보된 유연성이 어떻게 몸과 마음의 동적 평형을 이루어가는지 그 섬세한 과정을 생체역학 및 신경과학적 관점에서 탐구한다.

자유로운 움직임: 동적 조화의 원리

알렉산더 테크닉AT의 구조적 사용 원리는 신체가 환경의 신호를 섬세하게 수용하며 자유로운 움직임을 창조하는 동적 조화를 목표로 한다. F.M. Alexander는 저서에서 의식적 방향성이 신체의 자유로운 움직임과 환경과의 조화를 이끈다고 밝힌다[20]. 이는 제1장의 일차적 조절Primary Control, 제2장의 감정신체 통합을 심화하는 과정으로, 구체적으로는 흉추와 견갑골 중심의 상체 정렬을 통해 일상 동작에서 구조적 유연성을 확보하는 것을 목표로 한다.

동적 조화는 신체를 단편적인 부위로 나누지 않고, 목뼈에서 흉추, 견갑골, 어깨까지 이어지는 하나의 유기적 전체로 인식하는 데서 시작한다. 예를 들어 해변을 걷는 여성의 몸은 파도의 리듬에 공명하듯 '등이 넓어지고 길어진다[D06]'는 방향성을 받아들인다. 이는 자세를 억지로 고정하는 대신, 환경의 흐름에 몸을 맡기며 유연하게 적응하는 모습이다. AT 학습은 이러한 유기적 정렬을 통해 신체가 중력과 환경의 요구에 자연스럽게 반응하도록 돕는다. 이는 단순한 자세 교정을 넘어, 신체와 뇌가 환경과 조화를 이루고 일상 속 움직임의 효율과 자유를 되찾는 새로운 사용법을 익히는 근본적인 과정이다.

유연한 움직임의 비밀: 뇌와 신경의 협업

동적 조화는 목뼈(경추, C1-C7)와 흉추(흉추, T1-T12), 그리고 견갑골과 어깨의 정렬을 바탕으로 효율적인 움직임을 이끌어낸다. 흉추는 뒤로 위로 확장된다[D05]와 견갑골은 뒤와 아래로 향한다[D07]는 지시어는 상체 정렬을 자연스럽게 유도하여 불필요한 힘의 소모를 줄이고 균형 유지를 돕는다. 이 과정은 운동을 계획하는 전운동피질, 균형을 잡는 소뇌, 공간을 인식하는 두정엽 등 여러 뇌 영역의 정교한 협업을 통해 이루어진다.

Cacciatore 등의 연구(2020)는 AT 학습이 신경가소성(뇌가 경험을 통해 변하는 성질) 원리를 통해 뇌의 신체 지도 자체를 재구성한다고 보고한다[3]. 즉, '함께 활성화되는 뉴런은 함께 연결된다'는 헤브 학습 원리에 따라 새로운 정렬 패턴을 반복하면, 개선된 균형감과 정서적 안정을 담당하는 신경 회로가 강화되는 것이다. 이렇게 형성된 새로운 신경 회로 안에서 전전두엽은 과잉 긴장을 억제하고, 섬엽은 몸의 미묘한 변화를 정교하게 감지하여 유연한 움직임을 이끈다.

이처럼 정렬된 자세는 고유수용감각과 내부감각을 증진시켜 정서적 안정을 가져오며[16], 더 나아가 타인과 교감하는 신경학적 토대를 마련한다[23].

움직임의 과학: 동적 조화의 생체역학

동적 조화는 흉추, 등, 견갑골, 어깨 정렬을 통해 안정성과 효율적인 움직임을 높이는 학습 원리이다. 어깨는 양옆으로 정렬된다[D08]는 방향성을 품으면 상체의 좌우 대칭이 강화되어 호흡이 편안해지고 심리적 상태도 여유로워진다. 2008년 Little과 동료들은 만성 요통 환자 대상 연구에서 AT 학습이 근육 긴장 완화와 움직임 효율성 향상에 기여함을 보고했다[7]. 이러한 움직임의 질적 향상은 소뇌의 운동 조절 기능과 신경가소성을 통해 뇌 속의 신체 지도body schema가 재구성되기 때문에 가능하다. 이는 움직임의 정교함과 안정성을 강화하는 핵심 기제이다[18].

AT 학습은 등은 넓어지고 길어진다[D06]와 같은 방향성을 통해 흉곽-견갑골-골반의 연결을 강화하며 전신의 긴장을 완화한다. 이 과정에서 자율신경계의 균형이 회복되고 감각-운동 루프(뇌가 감각 정보로 동작을 정교화하는 체계)가 활성화된다. 또한 바른 자세가 스트레스 저항력을 높이고 긍정적 기분을 유도한다는 연구 결과는[28], 신체 정렬이 의식적 조절을 담당하는 전전두엽의 기능과 직접 연결됨을 시사한다[14]. 이러한 신체-정신적 안정은 휴식 상태의 뇌 활동(기본 모드 네트워크, DMN)을 안정시켜 심리적 몰입을 촉진하는 기반이 된다.

알렉산더 테크닉: 정렬하는 몸, 변화하는 삶

결국 AT의 동적 조화 원리는 자기 인식과 타인과의 연결, 나아가 한 차원 높은 자각을 확장하여 일상 속 조화로운 움직임을 완성하는 과정이다.

배움에서 삶으로: 동적 조화의 실천

알렉산더 테크닉AT은 동적 조화를 이론적으로 이해하고, 실천으로 연결하는 학습이다. 흉추는 뒤로 위로 확장된다[D05] 또는 견갑골은 뒤와 아래로 향한다[D07]와 같은 지시어는 상체의 구조적 정렬을 통해 신체와 환경의 조화를 이끌어내는 구체적인 도구이다. 이러한 실습은 억지로 자세를 고정하는 대신, 의식적 방향성을 품음으로써 자연스러운 균형과 유연성을 이끌어낸다. 아래의 지시어 학습 노트는 제3장의 이론을 실습으로 연결하며, 학습자가 상체 정렬을 통해 동적 평형을 체험하도록 돕는다.

지시어 학습 노트

다음은 제3장의 동적 조화와 구조적 사용을 실천적으로 구현하는 지시어들이다. 이 지시어들은 흉추([D05]), 등([D06]), 견갑골([D07]), 어깨([D08]) 정렬을 통해 상체의 안정성과 유연성을 조율하며, 신체와 환경의 조화를 촉진한다.

[D05]: 흉추는 뒤로 위로 확장된다

정의

흉추는 뒤로 위로 확장된다[D05]는 지시어는 제1~12번 흉추 전체가 뒤위쪽 방향으로 향하며 길이와 넓이를 동시에 회복하도록 유도하는 지시어이다. 이 지시어는 등이 앞으로 굽는 경향을 완화하고 갈비뼈와 척추 관절의 가동 범위를 확보하여, 상체의 중간 지지 구조로서의 기능을 회복시킨다. 흉추 확장은 척추 중심축의 중간 지점을 넓힌다는 의미이며, 척수 압박을 줄이고 흉곽을 여는 기계적 토대를 제공한다.

사용 목적

상체의 중심 안정성을 확보하고, 흉곽 확장을 위한 해부학적 기반을 제공한다. 척추 곡선의 균형을 유지하면서 팔의 움직임과 호흡 기능을 최적화한다. 척추의 압박을 완화하고, 목뼈 및 허리뼈의 정렬을 통합적으로 조절한다.

흔한 오용

'확장'을 등을 물리적으로 펴는 동작으로 오해하면, 흉추가 과도하게 펴지면서flat back 오히려 갈비뼈의 운동성이 제한된다. 흉추를 물리적으로 세우려고 하면, 등과 허리의 경계부가 과도하게 긴장하거나 등 아래쪽의 움직임이 제한된다. 흉추의 정렬을 시각적 자세나 느낌에만 의존하면, 실제 구조는 정렬되지 않은 채 지각 왜곡만 강화된다.

실습 루틴

① 기본 방향 인지: 정자세에서, **흉추는 뒤로 위로 확장된다**[D05]는 생각을 마음속으로 2~3회 반복하며 흉추 전체가 흉곽과 견갑골 사이 공간에서 뒤쪽으로 열리며 위로 길어지는 방향성을 인지한다.

② 연쇄 반응 관찰: 이때 견갑골의 위치 때문에 등이 굽거나 수축하지

않는지 관찰하고, 갈비뼈 사이 간격과 흉곽의 위치 변화를 구조적으로 알아차린다.

③ 통합 탐색: 흉골은 앞과 위로 향한다[D04], 견갑골은 뒤와 아래로 향한다[D07], 정수리는 천장을 향해 투사된다[D13]와 함께 연동하여 상체 전체의 공간 구조를 확보한다.

④ 최종 확인: 루틴을 마친 후 어깨의 하강, 갈비뼈의 확장, 척추의 압박 완화 여부를 기계적 구조 기준으로 점검하며 루틴을 마친다.

해부학 · 과학적 근거

흉추는 12개의 척추뼈로 구성되며, 흉곽의 뒤쪽 구조를 형성하고 갈비뼈와 관절로 연결된다. 이 부위는 생리적으로 뒤쪽으로 완만하게 굽은 (후만) 구조를 형성하여 척추의 충격을 흡수하고 흉곽 운동을 조절한다. 흉추가 뒤 위쪽으로 확장되면 추간판(디스크)의 압력이 줄어들고, 갈비뼈가 위 바깥쪽으로 움직일 수 있는 공간이 확보되어 횡격막의 하강과 흉곽의 팽창을 돕는다. 신경계 측면에서도 이러한 정렬은 중요한 의미를 갖는다. Cacciatore 등의 연구(2020)에 따르면, AT의 지시어는 흉추 정렬을 통해 전정계-척수 경로를 포함한 고차원의 감각-운동 회로를 활성화하여, 구조적 안정성을 신경학적 차원에서 뒷받침한다[3].

[D06]: 등은 넓어지고 길어진다

정의

등은 넓어지고 길어진다[D06]는 흉추와 요추를 포함한 등 전체가 좌우 및 상하 방향으로 입체적으로 확장되는 정렬을 유도하는 방향성이다. 이는 등을 물리적으로 펴는 것이 아니라, 척추기립근의 과도한 수축을 억제함으로써 흉추, 견갑골, 골반 사이의 지지 면적을 회복하는 구조적 원리이다. 이 지시어는 등 중앙을 축으로 양옆의 지지 폭을 확보하고, 위아래 방향으로 척추를 길게 하여 압박을 완화하며 상체 전체의 정렬을 안정시킨다.

사용 목적

흉곽 후면의 공간을 확보하여 견갑골이 흉곽 위에서 자유롭게 움직이도록 한다. 등이 굽거나 허리가 과도하게 꺾이는 국부적 압박을 완화하여 몸 전체 축의 연속성을 유지한다. 팔, 견갑골, 흉곽, 골반을 연결하는 등 구조의 하중 분산 기능을 복원한다.

흔한 오용

'넓어진다'를 견갑골을 물리적으로 당기거나 등을 강제로 펴는 동작으로 이해하면, 흉곽이 닫히고 목과 허리의 긴장이 증가한다. '길어진다'를 허리를 무리하게 세우거나 상체를 들어 올리는 동작으로 오해하면, 허리가 과도하게 꺾이고 등이 압박된다. 이 지시어를 시각적 이미지나 신체 감각으로만 판단하면, 정렬 기준이 모호해져 등 쪽의 지지 구조가 비일관적으로 작동한다.

실습 루틴

① 기본 방향 인지: 중립 정렬 상태에서, 등은 넓어지고 길어진다[D06]는 생각을 마음속으로 3회 조용히 반복한다.

② 세부 움직임 인지: 흉추를 중심으로 좌우 견갑골 사이의 거리가 넓어지는지, 흉요추 접합부(등과 허리 연결 부위)가 위로 길어지는지를 인지한다.

③ 구조적 관계 관찰: 어깨, 견갑골, 흉곽, 골반이 어떻게 수직수평 정렬 안에서 지지 면을 넓히는지 구조적으로 관찰한다.

④ 통합 탐색: '흉추는 뒤로 위로 확장된다[D05], 견갑골은 뒤와 아래로 향한다[D07], 골반은 대퇴골 위에 놓인다[D16] 지시어와 연계하여 등의 상하좌우 통합 정렬을 탐색한다.

⑤ 최종 확인: 루틴 종료 시, 등의 하중 지지 상태, 팔과의 연결성, 흉곽 확장성 등을 기능적 관점에서 알아차린다.

해부학·과학적 근거

등 부위는 척추기립근, 광배근, 승모근, 능형근 등 여러 층의 근육과 근막으로 구성된다. 이 근육들은 척추, 견갑골, 골반을 서로 연결하며 중심축의 일관성을 유지하도록 돕는다. 등이 넓고 길게 정렬되면, 견갑골이 흉곽 표면에서 미끄러지는 가동 범위가 증가하여 팔을 독립적으로 사용하기 쉬워진다. 또한 등 구조의 확장은 갈비뼈의 뒤쪽 팽창을 용이하게 하고, 척수 및 자율신경계의 상하 연결 통로를 기계적 압박 없이 유지시킨다.

이러한 구조적 변화는 중추신경계가 자세를 통합하고 안정성을 높이는 데 직접적으로 기여한다. 실제로 Cacciatore 등의 연구(2005)는 AT 학습이 등의 공간적 지지 구조에 대한 인식을 개선함으로써, 척추기립근의 과긴장을 완화하고 안정성을 되찾는 과정을 잘 보여준다[2].

[D07]: 견갑골은 뒤와 아래로 향한다

정의

견갑골은 뒤와 아래로 향한다[D07]는 지시어는 좌우 견갑골이 흉곽 후면에서 뒤아래쪽으로 향하도록 유도하는 지시어이다. 이는 견갑골이 흉곽 표면에서 위로 뜨거나 앞으로 말리는 경향을 억제하고, 어깨 복합체의 안정성과 팔 사용의 역학적 효율성을 확보하는 데 목적이 있다. 견갑골의 뒤아래쪽 정렬은 승모근, 능형근, 전거근, 광배근 등의 장력 균형을 최적화하여 흉곽, 팔, 척추 사이의 협응적 연결을 제공한다.

사용 목적

견갑골을 흉곽 표면에 안정적으로 위치시켜 어깨 복합체의 정렬을 회복한다. 팔의 자유로운 움직임을 위해 견갑골의 기준 위치를 확보하며, 어깨가 안으로 말리거나 위로 솟는 경향을 구조적으로 억제한다. 흉곽, 흉추, 목뼈의 정렬을 방해하지 않도록 어깨뼈의 독립성과 지지 기반을 형성한다.

흔한 오용

'뒤와 아래로'라는 말을 힘으로 견갑골을 끌어내리는 동작으로 해석하면, 견갑골이 과도하게 내려가 상부 흉곽이 눌린다. 견갑골을 눌러 고정하려 하면, 승모근 상부나 목빗근 등에 보상적인 긴장이 생겨 목과 뒤통수의 정렬을 왜곡시킨다. 어깨를 뒤로 젖히는 동작과 혼동하면, 흉곽이 뒤로 밀리거나 허리가 과도하게 꺾여 상체 정렬이 무너진다.

알렉산더 테크닉: 정렬하는 몸, 변화하는 삶

실습 루틴

① 기본 방향 인지: 중립 자세에서, 견갑골은 뒤와 아래로 향한다[D07]는 생각을 2~3회 조용히 반복한다.

② 움직임 관찰: 견갑골이 흉곽 표면 위에서 등 쪽(뒤쪽)과 아래쪽을 향해 평면상으로 회전하는지 인지한다. 어깨가 위로 올라가거나, 견갑골이 흉곽에서 떠 있지 않은지 구조적으로 관찰한다.

③ 통합 탐색: 등은 넓어지고 길어진다[D06], 흉추는 뒤로 위로 확장된다[D05], 팔은 몸에서 멀어지며 열린다[D09] 지시어와 연동하여 팔과 어깨의 통합 정렬을 탐색한다.

④ 동적 적용: 팔을 움직일 때 견갑골의 안정성과 활주(미끄러짐) 범위의 변화를 구조적 관점에서 알아차리며 루틴을 마친다.

해부학·과학적 근거

견갑골은 흉곽 뒷면에 떠 있는 상태로 위치하며, 빗장뼈를 통해 흉곽 골격과 간접적으로 연결된다. 견갑골이 뒤 아래쪽으로 정렬되면, 팔을 움직일 때 나타나는 견갑골과 위팔뼈의 협응 리듬(견갑-상완 리듬) 초기 조건이 안정된다. 이는 팔을 들어 올릴 때 견갑골이 안쪽으로 돌거나 위로 과도하게 움직이는 보상 반응을 줄여 준다. 또한, 견갑골의 안정적인 정렬은 관련된 근육 연결을 통해 흉곽 확장에 기여하며 어깨뼈의 불안정성을 억제한다.

견갑골의 안정은 승모근, 전거근 등의 협응 활동을 최적화하여, 불필요한 근육의 사용을 줄이고 힘을 효율적으로 분배한다[10]. 이러한 원리는 신경과학 연구를 통해 뒷받침된다. Critchley 등의 연구는 내부감각

interoception에 대한 자각이 감각-운동 통합을 강화한다고 보고하는데[16], 이는 AT 학습을 통해 참가자의 자동 자세 조절 능력이 향상되는 현상[2]의 신경학적 기제를 설명하는 데 도움을 준다

[D08]: 어깨는 양옆으로 정렬된다

정의

어깨는 양옆으로 정렬된다[D08]는 좌우 어깨 복합체(빗장뼈-견갑골-위팔뼈)가 몸통 중심선에서 좌우로 넓게 펼쳐지도록 유도하는 지시어이다. 이는 어깨뼈 전체가 앞으로 말리거나 위로 솟는 것을 억제하고, 흉곽 위에 떠 있는 지지 기반으로서의 구조적 위치를 확보하는 데 목적이 있다. 이 지시어는 어깨 복합체를 이루는 뼈들의 상대적 위치를 좌우 균형 속에 재배열하고, 중심축을 기준으로 팔의 독립성과 대칭성을 회복하도록 돕는다.

사용 목적

어깨 복합체의 좌우 대칭 정렬을 통해 견갑골-빗장뼈-위팔뼈의 기능적 연결성을 확보한다. 어깨뼈가 흉곽 위에서 자유롭게 조절되도록 하여, 팔의 독립적인 움직임과 흉곽의 확장을 가능하게 한다. 어깨가 솟거나 안으로 말리는 라운드 숄더 자세를 억제하고, 상체 앞면의 열린 구조를 유지한다.

알렉산더 테크닉: 정렬하는 몸, 변화하는 삶

흔한 오용

'양옆으로 정렬된다.'를 어깨를 뒤로 젖히거나 가슴을 과도하게 열면서 당기는 동작으로 오해하면, 등이 굽고 허리가 과도하게 꺾인다. 어깨 정렬을 근육의 긴장감이나 감각으로만 판단하면, 실제 뼈의 배열이 왜곡되고 대칭성이 무너진다. 어깨의 위치를 수동적으로 조정하는 데만 집중하면, 오히려 어깨뼈가 고정되어 팔 움직임의 유연성이 제한된다.

실습 루틴

① 기본 방향 인지: 정자세에서, 어깨는 양옆으로 정렬된다[D08]는 방향성을 2~3회 생각하며 어깨 복합체의 좌우 균형을 인지한다.

② 구조적 관계 관찰: 견갑골-빗장뼈-위팔뼈의 연결선이 흉곽 중심선을 기준으로 좌우 균형을 이루는지 관찰한다.

③ 보상 패턴 관찰: 어깨가 위로 올라가거나 앞으로 말리지 않는지 살피고, 흉곽과 견갑골 사이의 상대적 공간감을 알아차린다.

④ 통합 탐색: 견갑골은 뒤와 아래로 향한다[D07], 팔은 몸에서 멀어지며 열린다[D09], 흉골은 앞과 위로 향한다[D04] 지시어와 함께 루틴을 구성하여 상체 앞면 정렬을 탐색한다.

⑤ 동적 적용: 팔을 앞뒤로 움직이며 어깨뼈가 흉곽 표면 위에서 잘 이동하는지 기능적인 기준으로 관찰한다.

해부학 · 과학적 근거

어깨는 견갑골, 빗장뼈, 위팔뼈로 구성된 관절 복합체이며 흉곽 위에 떠 있는 구조다. 좌우 어깨뼈의 균형 잡힌 정렬은 견갑골과 흉곽의 협응 리듬(견갑-흉곽 리듬)을 위한 전제 조건이다. 어깨가 몸통 중심에서 양옆으로 정렬될 경우, 팔의 가동성은 증가하고 흉곽과의 기능적 연동성이 유지된다. 또한, 어깨뼈가 좌우 균형을 유지하면 상체의 회전 안정성, 호흡 시 흉곽 확장성, 팔을 뻗는 범위가 모두 개선된다. 견갑골의 회전 각도, 빗장뼈의 수평 배열, 위팔뼈의 바깥쪽 회전 기반 정렬은 신경과 근육의 통합에 직접적인 영향을 미친다[13]. 더 나아가 Nair 등의 연구는 어깨 정렬이 전전두엽 활성화를 통해 정서적 안정과 인지적 유연성을 증진한다고 보고하며, 이는 AT 학습의 심리적 효과를 신경과학적으로 뒷받침한다[28].

통합 실습: 상체 중심축의 유기적 통합

지금부터 상체 중심축 통합에 관한 네 가지 지시어를 살펴본다. 이 지시어들은 등뼈에서 어깨까지 이어지는 축을 유기적으로 통합하여, 정렬된 구조 속에서 자유롭고 안정된 팔 움직임을 돕는다. 이는 고정된 자세를 유지하는 방식이 아니라, 움직임과 환경에 반응하며 살아 움직이는 구조적 기반을 형성하는 과정이다.

1. 흉추 확장: 호흡을 위한 공간 확보

흉추는 뒤로 위로 확장된다[D05]. 이 디렉션은 상체 중심부가 앞으로 굽는 경향을 완화한다. 또한 흉곽의 뒤위쪽 개방을 통해 호흡에 기반한 정렬 구조를 복원한다. 이 확장은 횡격막의 하강 조건을 마련하고, 팔의 기능적 지지를 위한 흉곽의 입체 공간을 확보한다.

2. 등의 확장: 유연한 지지력 구축

등은 넓어지고 길어진다[D06]. 등과 허리, 골반을 포함하는 등 전체를 좌우 및 수직 방향으로 확장하며 척추기립근의 과도한 수축을 억제한다. 이 정렬은 척추의 연속성과 지지면의 확장을 동시에 구현한다. 결과적으로 중심축이 무너지지 않고 유연하게 반응할 수 있는 조건을 만든다.

3. 견갑골 안정화: 팔과 몸통의 분리

견갑골은 뒤와 아래로 향한다[D07]는 견갑골의 불안정한 부유 상태를 안정화하고, 견갑골과 흉곽 사이에 역학적인 접지면을 형성한다. 이는 팔과 견갑골의 협응 리듬을 복원하여 팔의 독립성과 어깨의 기능적 분리를 회복시킨다. 따라서 팔의 움직임이 몸통 정렬을 방해하지 않게 된다.

4. 어깨 정렬: 수평적 안정감 회복

어깨는 양옆으로 정렬된다[D08]는 어깨뼈 전체를 좌우 대칭 구조로 재배열한다. 이 정렬은 흉곽 상부와 팔 사이의 기능적 연동성을 강화한다. 나아가 시각적 수평성, 팔의 가동성, 정렬 안정성의 세 요소를 동시에 만족시킨다.

이 네 가지 디렉션은 각각 독립적인 조절 기능을 수행하면서도, 상체 중심축의 입체적 정렬 루틴으로 통합되어 작동한다. 학습자는 이를 통해 자세를 고정하거나 통제하는 방식이 아닌, 환경과 상호작용하는 흐름 속에서 유연하고 안정된 상체 사용을 실현할 수 있다. 이는 정렬이 고정이 아니라 반응성 있는 구조라는 알렉산더 테크닉의 철학을 구체적으로 구현하는 루틴이다.

요약 | 동적 평형의 완성

　제3장은 알렉산더 테크닉AT의 핵심 개념인 의식적 방향성을 바탕으로, 흉추-견갑골-어깨로 이어지는 상체 중심축의 유기적 정렬을 통해 동적 조화를 실현하는 과정을 탐구한다. **흉추는 뒤로 위로 확장된다**[D05], **등은 넓어지고 길어진다**[D06], **견갑골은 뒤와 아래로 향한다**[D07], **어깨는 양옆으로 정렬된다**[D08]는 네 지시어는 각기 다른 정렬 명령을 수행하면서도, 상체 전체의 공간적 통합을 구성하고 중력, 호흡, 팔 움직임 사이의 조화를 이끌어낸다. 이 정렬 루틴은 신체를 고정하지 않고 반응 가능한 구조로 조율하며, 전전두엽-소뇌-두정엽의 협응을 통해 신경가소성과 감각-운동 통합을 촉진한다[4, 14, 18]. 학습자는 이를 통해 유연성과 안정성이 공존하는 자기 사용self-use을 실현하며, 환경과 상호작용하는 흐름 속에서 구조적 자기 조절 능력을 체화한다.

　　　　　　　　　　　　　　　　　　알렉산더 테크닉: 정렬하는 몸, 변화하는 삶

제4장

비예측적 환경과 구조적 창의성의 자기조절

"Conscious direction enables adaptive freedom
in unpredictable circumstances." — F. M. Alexander,
『Constructive Conscious Control of the Individual』, 1923[15]

일상의 리듬: 예측 불가능한 환경에 대한 조화로운 대응

한가로운 오후의 도로. 나는 익숙하게 핸들을 잡고 라디오에서 흘러나오는 음악을 따라 흥얼거리고 있었다. 바로 그 순간, 오른쪽 골목에서 회색 승용차 한 대가 방향지시등도 없이 아스팔트 위를 미끄러지듯 내 차 앞으로 끼어들었다. 0.1초의 찰나, 세상의 모든 것이 느려졌다. 심장이 쿵, 하고 바닥으로 떨어지는 감각. 과거의 나라면, 온몸의 근육을 갑옷처럼 경직시킨 채 비명을 지르며 브레이크를 냅다 밟았을 것이다. 핸들은 아마 부서져라 꺾었을 테고, 목과 어깨는 충격에 대비하며 돌처럼 굳었을 터였다. 하지만 이번에는 달랐다. 놀랍게도, 나의 몸은 공포에 질려 얼어

붙는 대신, 의식적인 방향성을 기억해냈다.

발뒤꿈치는 지면과 접촉한다[D18]는 감각이 브레이크를 밟는 발에 안정적인 지지력을 실어 주었고, 어깨가 양옆으로 넓어진다[D19]는 지시어 덕분에 핸들을 쥔 팔은 경직되지 않고 유연하게 반응했다. 나의 몸은 위협에 저항하는 대신, 그 순간의 흐름에 맞춰 가장 효율적인 길을 찾아냈다. 차는 부드럽게 속도를 줄이며 옆 차선으로 비켜섰고, 아슬아슬하게 충돌을 피했다.

알렉산더 테크닉AT 학습은 이처럼 삶의 예측하기 어려운 순간들 속에서, 우리 안에 잠재된 창의적 자기 조절의 가능성을 일깨운다. 이는 갑작스러운 상황에 습관적인 긴장으로 반응하는 대신, 몸과 마음이 조화를 이루어 가장 현명한 선택을 하도록 이끄는 지혜로운 길이다. 이 장에서는 알렉산더 테크닉의 지시어 학습이 어떻게 예측 불가능한 환경에 대한 창의적 대응 능력을 기르는지 탐구한다. 이를 위해 구조적 일관성과 유연한 조화를 동시에 유지하는 원리를 집중적으로 살펴본다.

창의적 자기조절의 이론적 기반

알렉산더 테크닉AT은 의식적 방향성을 통해 신체와 뇌가 환경의 변화에 유연하게 대응하도록 돕는다. F. M. Alexander는 저서에서 의식적 방향성이야말로 행동의 자유와 창의적 적응을 이끈다고 강조한다[15]. 이는 제1장의 일차적 조절Primary Control, 제2장의 감정신체 통합, 제3장의 동적 조화를 종합하여, 예측 불가능한 환경에서 신체와 마음의 유연성을 한 차원 높이는 과정이다.

　　　　　　　　　　알렉산더 테크닉: 정렬하는 몸, 변화하는 삶

창의적 자기 조절이란 일상의 예기치 못한 상황에서 습관적인 긴장으로 반응하는 대신, 의식적인 지시어를 통해 새로운 대응 방식을 선택하는 능력이다. 붐비는 거리에서 갑자기 방향을 바꾸는 보행자를 피해야 할 때, 팔꿈치가 아래와 옆을 향한다[D20]는 방향성을 품으면 신체가 경직되지 않고 부드럽게 움직인다. 이는 신체가 환경의 변화에 유연하게 적응하며, 마음이 차분한 상태를 유지하도록 돕는다. AT 학습은 이러한 지시어를 반복적으로 몸에 익혀, 학습자가 일상의 돌발 상황에서도 균형과 창의성을 유지할 수 있게 한다.

창의적 자기조절의 신경학적 메커니즘

창의적 자기 조절은 습관적 반응을 억제하고 새로운 선택을 하는 능력으로, 이는 신경가소성 원리에 기반한다. 즉, AT의 방향성 학습을 반복하면 '함께 활성화되는 뉴런은 함께 연결된다'는 헤브 학습 원리에 따라, 뇌에 새로운 행동 회로가 각인된다. 이 과정에서 전전두엽은 낡은 습관을 억제하고 새로운 대응을 선택하는 핵심 역할을 수행한다[14, 28].

이렇게 새로운 선택이 이루어지면, 소뇌는 움직임의 타이밍과 균형을 미세하게 조율하고[18] 감각-운동피질은 환경 변화에 맞춰 신체를 조정한다. 이처럼 정교해진 감각-운동 회로는 뇌가 신체 상태를 더 선경하게 읽도록 돕는데, 이는 내부감각interoception의 민감도를 높여 즉흥적인 대응 능력을 향상시킨다[25]. 더 나아가, 자신의 몸을 명확히 인지하는 능력은 타인의 감정을 이해하고 공감하는 능력의 토대가 된다[23].

창의적 대응의 생체역학적 원리

창의적 자기 조절은 하체 정렬과 상체의 유연한 조화를 통해 신체의 안정성과 신경계의 유연성을 높이는 데 뿌리를 둔다. 발뒤꿈치는 지면과 접촉한다[D18]는 지시어는 하체의 지지력을 안정화하고, 어깨가 양옆으로 넓어진다[D19] 또는 팔꿈치는 아래와 옆을 향한다[D20]는 지시어는 팔 움직임의 효율성을 높인다.

이러한 정렬은 고관절, 무릎, 발의 구조적 안정성을 강화하며 외부 자극에 편안히 대응하도록 돕는다. 붐비는 시장에서 빠르게 움직이는 사람들 사이를 걸을 때, 발뒤꿈치의 안정된 접촉은 신체 중심을 유지하고 어깨와 팔꿈치의 유연한 정렬은 부드러운 회피 동작을 가능하게 한다.

Stallibrass 등의 연구(2002)는 AT 학습을 받은 파킨슨병 환자들이 장애물 회피와 같은 돌발 상황에서 더 차분하고 안정적인 대응을 보였다고 보고한다[17]. 또한 Little 등의 연구(2008)는 AT 학습이 만성 요통 환자의 통증을 줄일 뿐만 아니라, 자신의 신체 기능을 스스로 관리하는 능력self-efficacy을 향상시킨다는 점을 입증했다[7]. 이처럼 신체 기능의 회복이 심리적 안정으로 이어지는 현상은 두 가지 신경과학적 가설로 설명된다. 첫째, AT는 자율신경계의 균형을 조율하여 정서적 안정의 토대를 마련하고[23], 둘째, 자신에 대한 부정적 생각에 관여하는 기본 모드 네트워크DMN의 과활성을 줄여 인지적 유연성을 높인다[29]. 이처럼 하체와 상지의 정렬 학습은 신체와 뇌가 환경의 갑작스러운 변화를 수용하고 유연하게 적응하도록 돕는다.

이론에서 실천으로

알렉산더 테크닉AT은 예측 불가능한 환경에서의 창의적 자기 조절을 이루는 원리를 이해하고 실천으로 연결하는 학습이다. 천골은 탄력 있게 앞뒤로 움직인다[D15] 또는 팔꿈치는 아래와 옆을 향한다[D20]와 같은 지시어는 신체의 구조적 안정성과 유연성을 강화하여, 환경 변화에 차분히 대응할 수 있는 기반을 마련한다. 이러한 실습은 억지로 동작을 조작하는 대신, 의식적 방향성을 유지함으로써 신체와 마음의 창의적 자유를 이끌어낸다. 아래의 지시어 학습 노트는 제4장의 이론을 실습으로 연결하며, 학습자가 예측 불가능한 환경에서 조화로운 대응을 체험하도록 돕는다.

지시어 학습 노트

다음은 제4장의 창의적 자기조절을 실현하는 지시어들이다. 이 지시어들은 천골([D15]), 발([D18]), 어깨([D19]), 팔꿈치([D20]) 정렬을 통해 하체의 안정성과 상지의 유연성을 조율하며, 예측 불가능한 환경에서의 창의적 대응을 촉진한다.

[D15]: 천골은 탄력 있게 앞뒤로 움직인다

정의
천골은 탄력 있게 앞뒤로 움직인다[D15]는 지시어는, 척추의 기저부인 천골(엉치뼈)이 골반과 허리뼈 사이에서 고정되거나 잠겨있지 않고, 미세하고 반응적인 앞뒤 움직임이 가능하도록 허용하는 구조적 원리이다. 이는 의도적으로 엉덩이를 흔들거나 움직이는 동작이 아니라, 보행이나 자세 전환 시 충격을 흡수하고 상하체의 움직임을 조율하는 천골의 자연스러운 탄성적 반응성을 회복하는 데 목적을 둔다.

사용 목적
걷거나 뛸 때 발생하는 충격을 효과적으로 흡수하여 척추와 고관절을 보호한다. 골반과 허리의 경직을 완화하고, 하체와 상체 사이의 움직임이 부드럽게 연결되도록 한다. 예측 불가능한 움직임이나 갑작스러운 방향 전환 시, 척추의 가장 아랫부분에서부터 유연한 대응이 시작되도록 한다. 자세 변화에 따른 무게중심 이동을 천골이 능동적으로 조율하도록 하여, 동적 안정성을 확보한다.

흔한 오용
'움직인다'는 말을 의식적으로 엉덩이를 앞뒤로 빼거나 밀어 넣는 동작으로 오해하면, 허리에 과도한 긴장이 발생하고 골반 정렬이 무너진다. 골반을 고정하거나 꼬리뼈를 억지로 말아 넣어 잠가버리면, 천골의 자연스러운 충격 흡수 기능이 상실된다. 천골의 움직임을 과장하여 만들려고 하면, 오히려 주변 근육들이 경직되어 탄력적인 반응성이 저하된다.

실습 루틴
① 준비 자세: 먼저 골반이 대퇴골 위에 놓이고[D16], 발뒤꿈치가 지면과 안정적으로 접촉한[D18] 중립적인 자세로 선다.
② 방향 인지 및 이완: 천골은 탄력 있게 앞뒤로 움직인다[D15]는 생각을 조용히 떠올리며, 엉덩이나 허리 주변의 과도한 긴장을 풀어 준다.

알렉산더 테크닉: 정렬하는 몸, 변화하는 삶

③ 움직임 속 허용: 제자리걸음을 하거나 한 발씩 체중을 부드럽게 옮겨
  본다. 이때 체중이 이동함에 따라 천골 부위에서 일어나는 아주 미
  세하고 자연스러운 반응(움직임)을 억제하지 않고 그대로 허용한다.

④ 통합 탐색: 요추는 위로 길어진다[D14]와 함께 적용하여, 허리가 꺾이지
  않고 척추의 길이가 유지되는 가운데 천골의 반응성이 회복되도록
  한다.

⑤ 일상 적용: 계단을 오르내릴 때와 같이 일상적인 움직임 속에서 천
  골의 고정된 감각 대신 탄력 있는 반응성을 유지하는지 관찰하며 루
  틴을 마친다.

해부학 · 과학적 근거

천골은 5개의 엉치뼈가 하나로 합쳐진 삼각형 모양의 뼈로, 척추의 기
반이 되며 양쪽의 장골과 천장관절을 통해 골반을 형성한다. 이 천장관
절은 매우 미세한 움직임을 허용하는데, 이를 통해 보행 시 다리에서 올
라오는 충격을 흡수하고 척추와 골반 사이의 힘을 효율적으로 전달한다.
천골의 앞뒤 끄덕임은 걷거나 뛸 때 자연스럽게 일어나는 핵심적인 생체
역학적 움직임이다. 천골은 탄력 있게 앞뒤로 움직인다[D15] 지시어는 바로
이러한 천골의 자연스러운 움직임을 근육의 과긴장으로 방해하지 않도
록 하는 데 초점을 맞춘다. 전정계와 고유수용 감각계는 천골의 미세한
위치 변화를 감지하여 신체 전체의 균형을 조율한다. 천골의 움직임이
자유로워지면 골반기저근의 기능이 정상화되는데, 이는 자율신경계(특
히 부교감신경)의 안정을 도와 예측 불가능한 상황에서의 정서적 안정성
을 높이는 데 기여한다[23]. 따라서 이 지시어는 단순한 뼈의 움직임을 넘

어, 충격에 대한 창의적이고 유연한 자기 조절 능력의 근간을 이룬다.

[D18]: 발뒤꿈치는 지면과 접촉한다

정의

발뒤꿈치는 지면과 접촉한다[D18]는 양 발의 뒤꿈치(종골)가 지면과 지속적이고 안정적으로 접촉하도록 유도하는 지시어이다. 이를 통해 신체 전체의 중심축이 하체의 지지면과 연결되도록 한다. 이 지시어는 발의 수직 지지 구조를 회복하고, 상체 하중을 지면으로 효율적으로 전달하는 접지grounding의 기본 원리이다. 특히 무릎, 골반, 척추 등 상부 구조와의 정렬을 보완하며, 지지면에 대한 감각 피드백을 통해 안정된 균형을 가능하게 한다.

사용 목적

걷기, 서기, 앉기 등 일상 동작에서 하체의 지지력을 회복하고 안정성을 높인다. 무의식적으로 발 앞꿈치에 무게가 쏠리거나 발바닥 전체가 긴장하는 것을 방지한다. 전정계-체성감각계 피드백 회로를 통해 전체적인 자세 인식 능력을 향상시킨다.

흔한 오용

발뒤꿈치를 일부러 바닥에 누르거나 무게를 실어 고정하려 하면, 발뒤꿈치와 발목 주변 근육에 불필요한 긴장이 생긴다. 뒤꿈치 접촉을 의식하다 체중 중심이 뒤로 쏠리면, 척추기립근에 부담이 증가하여 자세가 무너진다. 이 지시어를 단순한 감각 유도 문구로 이해하면, 방향성과 정렬이 배제된 채 피상적인 감각만 반복된다.

실습 루틴

① 준비 자세: 바르게 서서 양 발뒤꿈치가 지면에 고르게 닿아 있는지 유지하고, 양발 간격은 골반 너비로 인지한다.

② 기본 방향 인지: 발뒤꿈치는 지면과 접촉한다는 지시어를 반복하며, 발뒤꿈치를 중심으로 한 체중 분산을 관찰한다.

③ 동적 적용: 의자에서 일어나거나 앉을 때, 발뒤꿈치가 지면에 계속 닿아 있도록 하여 무릎골반척추의 축 정렬을 돕는다.

④ 통합 탐색: 무릎은 대퇴골 앞쪽을 향한다[D17], 골반은 대퇴골 위에 놓인다[D16] 와 함께 루틴을 구성하여 정렬에 기반한 지지 회로를 형성한다.

⑤ 최종 확인: 눈을 감고 서서 발뒤꿈치 접촉을 인식하며, 전체 신체 지지 기반이 얼마나 조화롭게 작동하는지 관찰한다.

해부학 · 과학적 근거

발뒤꿈치뼈(종골)는 서 있을 때 체중의 상당 부분을 지지하며, 보행 시에는 가장 먼저 지면에 닿는heel strike 구조이다. 종골과 지면의 안정된 접촉은 아킬레스건, 발바닥 근막, 종아리 근육 등 주요 지지 구조의 장력을 조절하고 균형을 회복하는 기초 조건이 된다. 발바닥의 고유수용감각은 지면과의 접촉 정보를 뇌로 전달하고, 전정계는 머리의 미세한 움직임을 감지한다. 두정엽의 공간 인식 회로는 이 두 정보(발의 지지면과 머리의 위치)를 통합하여, 신체 중심축을 끊임없이 미세 조정한다[4]. Cacciatore

등의 연구(2005)는 AT 학습이 이처럼 하체 정렬을 통해 감각-운동 피드백을 개선함으로써 보행 안정성을 높인다는 사실을 보여 준다[2].

[D19]: 어깨는 양옆으로 넓어진다

정의

어깨는 양옆으로 넓어진다[D19]는 지시어는 양쪽 어깨 관절 복합체(견갑골, 빗장뼈, 위팔뼈)가 상체 중심선에서 좌우로 넓게 펼쳐지도록 유도하는 지시어이다. 이는 어깨를 들어 올리거나 힘을 주지 않고, 어깨뼈 전체가 흉곽에 안정적으로 부착되면서 좌우로 확장된 위치를 회복하는 상태를 의미한다. 이로써 팔의 부드러운 움직임과 흉곽의 자유로운 확장을 위한 기반을 마련한다.

사용 목적

어깨의 긴장을 완화하고 팔 움직임의 자유를 회복한다. 흉곽-어깨뼈-팔로 이어지는 연결 구조의 비대칭 정렬을 개선한다. 팔의 무게가 목, 등, 허리로 전달되는 것을 방지하여 신체 전체의 정렬을 유지한다.

흔한 오용

어깨를 인위적으로 좌우로 벌리려 하면, 흉곽이 조여지거나 견갑골이 비정상적으로 바깥으로 돌아간다. 팔에 힘을 주어 어깨를 고정하려 하면, 오히려 팔 근육의 불균형과 어깨 위축을 유발한다. 지시어를 감각적 이미지로만 대체하면, 어깨뼈의 정확한 위치 확인 없이 피상적인 확장만

알렉산더 테크닉: 정렬하는 몸, 변화하는 삶

추구한다.

실습 루틴

① 준비 관찰: 바르게 선 자세에서 어깨가 귀와 멀어지고, 좌우로 고르게 확장되었는지 관찰한다.

② 기본 방향 인지: 어깨는 양옆으로 넓어진다를 조용히 반복하며, 어깨가 가볍게 좌우로 이동하는 구조적 반응을 인지한다.

③ 통합 관찰: 흉골은 앞과 위로 향한다[D04]와 연동하여, 어깨가 확장될 때 흉곽이 조이지 않고 자유롭게 열려 있는지 관찰한다.

④ 동적 적용: 팔을 들어 올릴 때 어깨가 함께 들리지 않고, 견갑골이 흉곽에 안정되게 부착된 상태를 유지하는지 인지한다.

⑤ 일상 탐색: 정적인 자세뿐 아니라 걷거나 손을 뻗는 동작에서도 이 지시어를 적용해 일상 속 정렬을 유지한다.

해부학 · 과학적 근거

어깨는 견갑골, 빗장뼈, 위팔뼈로 구성된 관절 복합체이며 흉곽 위에 떠 있는 구조다. 어깨 정렬이 흐트러지면, 흉곽의 움직임이 제약되고 목과 등 부위 근육에 과부하가 걸리며 팔 기능이 저하된다. 어깨의 양옆 확장은 견갑골의 중립 위치를 복원하고 위팔뼈의 회전 중심을 정확히 유지하여, 팔의 움직임을 효율화한다. 체성감각 피질somatosensory cortex은 어깨뼈 위치를 지속적으로 감시하며, 팔 움직임의 부드러움은 이러한 중추 통합에 크게 의존한다. 이처럼 어깨 복합체를 이루는 각 뼈의 정밀한 배열은 신경근육계의 효율적인 통합을 이끌어낸다[10]. 이러한 구조적 효율성은 심리적 효과로도 이어지는데, Nair 등의 연구는 바른 어깨 정렬이 전전두엽 활성화를 통해 정서적 안정과 인지적 유연성을 증진시킨다고 보고한다[28].

[D20]: 팔꿈치는 아래와 옆을 향한다

정의

팔꿈치는 아래와 옆을 향한다[D20]는 위팔과 아래팔이 이루는 팔꿈치 관절이 수직(아래)과 수평(옆)으로 균형 있게 향하도록 유도하는 지시어이다. 이 지시어는 어깨와 손의 중간 지점인 팔꿈치의 위치를 안정화하여, 팔 전체가 의식적인 노력 없이 효율적으로 사용될 수 있는 구조 조건을 회복하는 데 기여한다. 특히, 팔꿈치가 몸통 쪽으로 당겨지거나 뒤로 빠지지 않도록 하여 팔의 회전 중심이 유지되도록 돕는다.

사용 목적

팔꿈치의 위치를 안정화하여 손의 움직임을 더 정교하게 만들도록 돕는다. 어깨와 손 사이의 비효율적인 긴장을 줄여 에너지 소모를 최소화한다. 팔을 움직일 때 어깨나 손목으로 과도한 무게가 집중되지 않도록 조절한다.

흔한 오용

팔꿈치를 억지로 아래로 누르거나 벌리려 하면, 위팔뒤갈래근(삼두근)에 불필요한 힘이 들어간다. 팔꿈치 위치를 조절하려다 오히려 팔 전체가 경직되거나 손의 움직임이 제한된다. 팔꿈치를 아래로 향하게 한다는 의미를 착각하여, 팔 전체를 과도하게 아래로 떨어뜨린다.

실습 루틴

① 준비 및 기본 방향 인지: 의자에 앉아 양팔을 무릎 위에 자연스럽게 두고, 팔꿈치는 아래와 옆을 향한다[D25]를 조용히 생각한다.

② 정렬 상태 관찰: 어깨에서 손끝까지 이어지는 선을 느끼며, 팔꿈치가 수직(아래)과 수평(옆) 방향으로 균형 있게 향하는지 관찰한다.

③ 통합 탐색: 어깨는 양옆으로 넓어진다[D19]와 함께 적용하여 어깨와 팔꿈치가 어떻게 견고하게 연결되는지 인지한다.

④ 동적 적용: 가벼운 물건을 들어 올릴 때, 팔꿈치가 과도하게 안쪽이나 바깥쪽으로 치우치지 않고 중립 위치를 유지하는지 관찰한다.

⑤ 최종 확인: 팔꿈치의 위치가 위팔과 아래팔의 움직임을 자연스럽게 안내하는지 관찰한다.

해부학·과학적 근거

팔꿈치는 위팔뼈, 노뼈, 자뼈가 이루는 경첩 관절로, 굽힘과 폄뿐 아니라 아래팔의 뒤침과 엎침 기능도 포함된다. 팔꿈치의 정렬은 손의 위치뿐 아니라 어깨의 근육 사용 패턴에도 직접적인 영향을 미치며, 정렬이 어긋나면 손과 어깨의 협응이 무너진다. 팔꿈치 관절의 미세한 각도 조절은 아래팔의 회전(뒤침과 엎침)과 손목의 안정성에 직접적인 영향을 미치며, 이는 팔 전체의 기능적 통합을 결정하는 중요한 요소이다[10]. AT 학습은 팔꿈치와 같은 관절에서 오는 고유수용감각 정보의 질을 높여 감각-운동 통합 능력을 향상시킨다. 이는 Cacciatore 등의 연구에서처럼 더 나은 자세 조절 능력으로 이어진다는 사실로 뒷받침된다[2].

준비 상태와 유연한 자기조절의 루틴

지금부터 준비 상태와 유연한 자기조절에 관한 네 가지 디렉션을 살펴본다. 이들은 예측할 수 없는 환경 자극 속에서도 중심을 유지하며, 유연한 반응을 선택하도록 지원하는 통합 정렬 루틴을 구성한다. 이 루틴의 핵심은 정렬을 고정된 자세가 아닌, 신체를 '정렬된 준비 상태Poise'로 전환하여 반응성을 높이는 데 있다.

1. 천골의 탄력적 움직임[D15]

천골은 탄력 있게 앞뒤로 움직인다[D15], 이 디렉션은 척추의 기저부인 천골이 충격에 반응하며 미세하게 움직이도록 허용한다. 이는 예측 불가능한 상황에서 경직되지 않고, 하체로부터의 힘을 상체로 유연하게 전달하는 동적 안정성의 기초를 마련한다.

2. 발뒤꿈치의 안정적 접지[D18]

발뒤꿈치는 지면과 접촉한다[D18]는 지면 반발력에 대한 감각 피드백 회로를 복원한다. 하체 정렬의 기준점으로서 중심축 하단을 안정시키며, 환경 변화에 흔들리지 않는 신체 기반을 마련한다.

3. 어깨의 공간 확보[D19]

어깨는 양옆으로 넓어진다[D19]는 흉곽에 달라붙어 움츠러들던 어깨뼈를

알렉산더 테크닉: 정렬하는 몸, 변화하는 삶

해방시켜 어깨와 흉곽 사이의 본래 공간을 회복시킨다. 이를 통해 팔 움직임의 개방성과 독립성을 확보한다.

4. 팔꿈치의 안정적 정렬[D20]

팔꿈치는 아래와 옆을 향한다[D20]는 손과 어깨 사이의 중심 조절점인 팔꿈치의 위치를 안정화한다. 결과적으로 손의 움직임이 조작적이지 않고 구조에 기반한 반응으로 이루어지도록 돕는다.

5. 통합 효과: 신경계와의 조율

이 네 가지 디렉션은 신체를 단순히 정렬된 형태로 유지하는 데 그치지 않는다. 이들은 정렬을 기반으로 한 신경계의 준비 상태를 조성한다.

이는 소뇌, 감각-운동피질, 전전두엽 사이의 조율 능력을 향상시킨다[3, 14, 18]. 따라서 즉각적인 반사 대신 창의적인 자기 조절과 정서적 안정성을 선택할 수 있는 기반을 마련한다.

결론적으로 이 루틴은 F.M. 알렉산더가 평생에 걸쳐 탐구한 '자극에 즉각 반응하는 대신, 잠시 멈추어 방향 잡기Inhibition and Direction'라는 핵심 원리를 그대로 구현한다. 이는 정렬이 반응을 억제하는 고정된 장치가 아니라, 오히려 더 나은 반응을 위한 유연한 준비 상태임을 명확히 보여준다.

요약 | 일상의 흐름: 창의적 자기조절과 유연한 반응

제4장은 알렉산더 테크닉AT이 예측 불가능한 환경 속에서도 신체 정렬

과 뇌의 유연한 반응성을 통합하여 창의적 자기조절을 실현하는 과정을 탐구했다. 천골은 탄력 있게 앞뒤로 움직인다[D15], 발뒤꿈치는 지면과 접촉한다[D18] 등의 지시어는 수직축의 안정성을 확보하고 어깨는 양옆으로 넓어진다[D19], 팔꿈치는 아래와 옆을 향한다[D20]는 지시어는 팔의 조절 가능성을 회복하며, 신체를 정렬된 준비 상태Poise로 전환시킨다. 이러한 지시어는 단순한 자세 교정이 아니라, 전전두엽-소뇌-감각-운동피질의 협업을 통해 습관적 긴장을 억제하고 새로운 반응 회로를 형성하는 메커니즘이다[3, 14, 18]. 그 결과, 신체는 예기치 못한 자극에도 경직되지 않고 정렬된 상태에서 유연하고 창의적으로 반응할 수 있다. 이 장은 신경가소성과 생체역학에 기반한 정렬 루틴이 감정 조절, 반응성, 몰입 상태로까지 확장되는 과정을 조명하며, 정렬은 억제 장치가 아닌 유연한 반응성을 위한 구조적 준비 상태임을 강조한다[1, 7].

제5장

움직임과 감정의 신경 통합

"When we transcend habit, we can discover an inner unity
that goes beyond everyday consciousness." — F. M. Alexander,
『The Universal Constant in Living』, 1941[21]

감정과 신체의 조화로운 연결

깊은 늦은 밤, 스피커에서 흘러나오는 첼로의 낮은 선율에 맞춰, 한 사람이 그림자처럼 천천히 몸을 움직이고 있었다. 하루 종일 어깨를 짓누르던 무거운 감정들을 털어내려는 듯, 그의 움직임 하나하나에는 말 못할 슬픔과 자유로워지고픈 소망이 고스란히 담겼다. 팔은 몸에서 멀어지며 열린다[D09]는 방향성을 품자, 팔의 움직임이 한결 자유로워지는 것을 느꼈다. 손끝은 더 이상 경직된 마침표가 아니라, 감정의 흐름을 허공에 그려내는 부드러운 붓처럼 느껴졌다. 턱은 목 위에 놓인다[D12]는 생각을 하자, 굳게 다물렸던 턱의 긴장이 풀리며 참았던 한숨이 나지막이 새어 나왔다. 이것은 춤이라기보다, 몸으로 쓰는 한 편의 시와 같았다. 억압되었던 감정이 움직임을 통해 비로소 제 언어를 찾아가는 과정. 알렉산더 테크닉AT은 바로 이렇게 신체 정렬을 통해 감정이 억압 없이 유연하게 흘러가도록 돕는다.

감정은 신체의 가장 솔직한 언어이다. 슬픔이 밀려올 때 목이 메이고, 설렘에 심장이 뛰며, 평온함이 찾아오면 호흡은 깊어진다. 우리가 감정의 파동을 신체로 생생하게 경험하는 것은, 몸의 내적 상태를 감지하는 내부감각interoception, 이 신호를 통합하는 섬엽insula, 그리고 움직임의 균형과 타이밍을 조율하는 소뇌cerebellum가 정교하게 협업한 결과이다. AT의 방향성 학습은 마치 강한 바람 속에서도 뿌리로 중심을 잡는 나무처럼, 신체가 감정의 거친 물결 속에서 구조적 중심을 유지하며 유연하게 반응하도록 돕는 원리이다. 따라서 이 장에서는 내부 상태를 인식하는 신경 메커니즘을 바탕으로, 움직임 정렬을 통해 어떻게 정서적 안정을 이룰 수 있는지 그 과정을 깊이 있게 다룬다.

움직임의 생체역학적 조절 원리

알렉산더 테크닉AT은 움직임과 감정의 신경 통합을 통해 습관을 넘어, 일상적 의식을 초월하는 내적 통합을 발견하도록 돕는다. 창시자 F.M. 알렉산더는 바로 이 '습관을 넘어선 내적 통합'을 강조하며, 신체 움직임이 그 핵심임을 밝혔다[21]. 이는 제1장의 일차적 조절Primary Control, 제2장의 감정신체 상호작용, 제3장의 동적 조화, 제4장의 창의적 자기 조절을 확장하여, 움직임과 감정의 신경 통합으로 이어진다.

움직임은 감정을 표현하는 수단이자, 감정을 조절하는 도구이다. 예를 들어 음악에 맞춰 몸을 흔드는 사람은 **팔꿈치는 아래와 앞과 옆으로 향한다**[D10]는 방향성을 통해 팔의 부드러운 움직임을 유지하며, 감정의 파동을 억압 없이 자연스럽게 표현할 수 있다. AT 학습은 이러한 움직임을 의식적 방향성으로 정교화하며, 신체와 감정의 통합을 촉진한다. 이는 신체가 단순한 물리적 구조를 넘어, 감정과 환경을 연결하는 살아 있는 매개체임을 드러낸다.

감정의 신경학적 통합 메커니즘

움직임과 감정의 통합은 섬엽(내부 상태 파악), 감각-운동피질(움직임 조정), 소뇌(균형과 타이밍)의 유기적인 협업을 통해 이루어진다[18, 25]. 섬엽은 내부 신호를 감지해 정서적 맥락을 부여하고, 감각-운동피질은 이를 바탕으로 움직임을 조율하며, 소뇌는 타이밍과 균형을 정밀하게 조정하는 역할을 한다. AT의 방향성 학습은 '함께 활성화되는 뉴런은 함께 연결된다'는 헤브 학습 원리에 따라, 감정 처리를 담당하는 신경 회로를 재구성한다. 이 과정에서 내부감각interoception, 즉 자신의 신체 상태를 감지하는 능력이 향상되는데, 이는 정서적 안정을 강화하는 핵심적인 신경학적 기반이 된다[16]. 실제로 Cacciatore 등의 연구는 AT 학습이 감각-운동 피드백을 개선하여 더 나은 자세 조절 능력으로 이어진다는 것을 보여 준다[2].

나아가 Jones와 Glover의 연구(2014)는 AT의 촉각 기반 학습이 정서적 안정과 공감 능력을 증진시킨다고 보고했다[5]. 이처럼 AT 학습은 내부감각의 발달을 통해 타인과 정서적으로 공명하고, 자신을 객관적으로 바라보는 자기 인식과 함께 상황을 한 걸음 떨어져 조망하는 힘을 키우는 토대가 된다[24, 25].

신체 정렬을 통한 정서적 안정

앞서 살펴본 움직임과 감정의 유기적 통합 원리는 신체의 특정 부위, 특히 팔과 턱의 정렬을 통해 정서적 안정 상태를 이끌어내는 데 구체적으로 적용될 수 있다. AT의 방향성, 예를 들어 팔은 몸에서 멀어지며 열린다[D09] 또는 턱은 목 위에 놓인다[D12]는 지시어는 이러한 신경 회로에 직접적으로 작용한다. 팔과 턱 주변의 불필요한 긴장은 위협에 대한 방어 반응과 관련 깊다. 의식적인 방향성으로 이 긴장을 해소하는 것은 자율신경계의 균형을 회복시키는 데 기여하는데[23], 특히 스트레스 반응에 관여하는 교감신경의 과활성을 줄이고 안전함과 사회적 참여를 담당하는 부교감신경(복측 미주신경)을 활성화하는 효과적인 경로가 된다. 이처럼 촉각과 신체 인지에 기반한 AT의 학습은 학습자에게 정서적 안정감을 제공하며, 이는 타인과의 긍정적인 관계 형성 및 공감 능력 증진으로까지 이어질 수 있다[5].

이론에서 실천으로

알렉산더 테크닉AT은 움직임과 감정의 신경 통합을 이론적으로 이해하고, 이를 실습으로 연결하는 학습이다. 팔꿈치는 아래와 앞과 옆으로 향한다[D10] 또는 손은 바닥 방향으로 정렬된다[D11]와 같은 지시어는 팔의 정밀한 움직임을 통해 감정 표현을 조율한다. 턱은 목 위에 놓인다[D12]는 지시어는 발성과 호흡을 안정화하며 정서적 안정을 촉진한다. 이러한 실습은 억지로 움직임을 조작하는 대신, 의식적인 방향성을 따름으로써 신체와 감정의 자연스러운 통합을 이끌어낸다. 아래의 지시어 학습 노트는 제5장의 이론을 실습으로 연결하며, 학습자가 움직임과 감정의 조화를 일상에서 체험하도록 돕는다.

알렉산더 테크닉: 정렬하는 몸, 변화하는 삶

지시어 학습 노트

다음은 제5장의 움직임-감정 통합을 실천적으로 구현하는 지시어들이다. 이 지시어들은 팔([D09]), 팔꿈치([D10]), 손([D11]), 턱([D12]) 정렬을 통해 팔의 정밀한 움직임과 발성, 감정 조절의 안정성을 조율하며 신체와 감정의 통합을 촉진한다.

[D09]: 팔은 몸에서 멀어지며 열린다

정의
. . . . . .

팔은 몸에서 멀어지며 열린다[D09]는 위팔뼈가 어깨뼈 구조에 의해 흉곽에서 일정한 거리를 유지하며 바깥으로 향하도록 유도하는 지시어이다. 이때 '열림'이란 근육 이완이나 감각이 아닌, 관절 간격을 확보하고 관절 축을 확장하는 방향 설정을 의미한다. 팔의 정렬은 어깨뼈와의 연결성을 유지하면서도, 위팔-팔꿈치-손목-손끝으로 이어지는 연속적인 방향선을 만들기 위한 조건이다.

사용 목적
. . . .

위팔뼈가 흉곽에 밀착되지 않도록 하여, 견갑골과 위팔뼈 연결의 역학적 여유 공간을 확보한다. 팔을 바깥으로 돌리고 옆으로 향하게 하여, 어깨뼈의 위치 안정성과 팔의 가동 범위를 확장한다. 척추 중심축을 기준으로 좌우 팔의 독립적인 사용 가능성과 대칭성을 강화한다.

흔한 오용

팔을 물리적으로 옆으로 들거나 벌리면, 위팔뼈가 위로 당겨져 어깨가 안으로 말리거나 솟아오른다. '열림'을 느끼려다 위팔을 돌리거나 팔꿈치를 굽히면, 손목과 손끝으로 이어지는 정렬 방향이 왜곡된다. 팔의 위치를 인위적으로 조정하면, 견갑골빗장뼈흉곽 사이의 정렬이 흐트러지고 팔의 기능적 구조가 무너진다.

실습 루틴

① 기본 방향 인지: 팔은 몸에서 멀어지며 열린다[D09]는 생각을 2~3회 마음속으로 반복하며, 위팔-팔꿈치-손목의 방향을 인지한다.

② 공간 관찰: 위팔뼈가 견갑골과 연결된 상태에서 흉곽 표면에서 적절히 떨어져 있는지 관찰한다.

③ 보상 패턴 관찰: 이때 어깨가 솟거나 팔꿈치가 앞으로 돌아가는 보상 움직임 없이, 팔이 몸통과 독립된 구조로 배열되었는지 관찰한다.

④ 통합 탐색: 어깨는 양옆으로 정렬된다[D08], 손은 바닥 방향으로 정렬된다[D11], 정수리는 천장을 향해 투사된다[D13] 등과 함께 전체 팔 구조의 방향을 설정한다.

⑤ 최종 확인: 정렬 후 팔의 수직 방향, 팔꿈치의 압력 분산, 손끝의 공간 방향 등을 구조적인 기준으로 확인하며 루틴을 마친다.

해부학 · 과학적 근거

위팔뼈는 견갑골의 오목한 부분(관절와)에 접속하며, 돌림근띠(회전근개)에 의해 안정화된다. 팔이 몸통에 너무 밀착되면 위팔뼈와 견갑골 사이 간격이 줄고, 어깨가 안으로 말리거나 솟아올라 관절 공간이 압축될 수 있다. 팔이 바깥 방향으로 열리고 위팔과 아래팔이 정렬되면, 위팔뼈의 바깥쪽 회전이 확보되어 어깨뼈 밑 공간(견봉하 공간)이 좁아질 위험이 줄어든다. 또한 팔이 몸에서 적절히 떨어져 정렬되면, 척추 중심축을 기준으로 한 팔의 대칭성과 방향이 확보된다. 이는 어깨 복합체와 흉곽 사이의 기능적 독립성을 확보하고, 팔 움직임 시 견갑골과 흉곽의 협응 리듬(견갑-흉곽 리듬)이 왜곡되는 것을 방지한다[10]. 2020년 Cacciatore와 동료들은 AT의 방향성 지시어가 팔 정렬을 통해 고차원의 감각-운동 회로를 활성화한다고 보고한다[3].

[D10]: 팔꿈치는 아래와 앞과 옆으로 향한다

정의
팔꿈치는 아래와 앞과 옆으로 향한다[D10]는 팔꿈치 관절이 수직(아래)과 수평(앞과 옆)으로 균형 있게 향하도록 유도하는 지시어이다. 이 정렬은 팔꿈치를 중심으로 위팔과 아래팔의 회전축을 정돈하고, 견갑골-위팔-노뼈-손목의 선형 구조를 조율하여 팔의 자유로운 사용을 가능하게 한다. 지시어의 핵심은 팔꿈치 위치를 인위적으로 조정하는 것이 아니라, 팔 전체가 향하는 방향선 위에서 관절의 관계를 재인식하는 데 있다.

사용 목적
팔꿈치의 위치를 안정화하여 손의 움직임을 더 정밀하게 제어한다. 어깨와 손 사이의 비효율적인 긴장을 줄여 에너지 소모를 최소화한다. 팔을 움직일 때 어깨나 손목으로 과도한 무게가 집중되지 않도록 조절한다.

흔한 오용

팔꿈치를 뒤로 당기거나 고정하면, 위팔과 아래팔의 회전축이 비틀리고 견갑골과 흉곽의 협응 리듬이 제한된다. '아래'를 강조하여 팔꿈치를 떨어뜨리면, 팔꿈치가 몸통 뒤로 이동하고 위팔이 안쪽으로 돌아 어깨 긴장이 증가한다. '앞과 옆'을 과장하면 팔꿈치가 벌어지고, 아래팔의 회전축이 비틀려 손목 정렬에 장애가 생긴다.

실습 루틴

① 기본 방향 인지: 팔꿈치는 아래와 앞과 옆으로 향한다[D10]는 방향성을 생각하며, 팔꿈치의 공간적 방향을 인지한다.

② 위치 및 공간 관찰: 어깨 바로 아래 수직선상에 팔꿈치가 위치하면서도, 손끝을 향해 앞과 옆으로 나아갈 여유가 있는지 관찰한다.

③ 선형 정렬 관찰: 위팔부터 손끝까지의 선형 정렬이 유지되는지, 그리고 팔꿈치의 자유도가 과도하게 제한되지 않는지 구조적 관점에서 관찰한다.

④ 통합 탐색: 팔은 몸에서 멀어지며 열린다[D09], 손은 바닥 방향으로 정렬된다[D11]와 함께 루틴을 구성하여 팔 전체의 정렬을 탐색한다.

⑤ 동적 적용: 마지막으로, 팔꿈치가 고정되지 않고 움직임 중에도 정렬 방향을 유지하는지 알아차린다.

알렉산더 테크닉: 정렬하는 몸, 변화하는 삶

해부학 · 과학적 근거

팔꿈치는 위팔뼈, 노뼈, 자뼈가 만나 굽힘과 폄, 그리고 아래팔의 회전 (뒤침과 엎침)을 담당하는 복합적인 관절이다. 이 때문에 팔꿈치의 미세 한 정렬은 손의 위치와 아래팔의 회전, 나아가 어깨의 근육 사용 패턴까 지 팔 전체의 기능적 통합을 결정하는 핵심 요소이다[10]. AT 학습은 이처 럼 중요한 관절의 고유수용감각을 명확히 하여 감각-운동 통합을 향상시 키는데, 이는 더 나은 자세 조절 능력으로 이어진다[2]. 나아가 촉각을 활용 하는 AT의 학습 방식은 정서적 안정감을 높이는 데도 기여한다[5].

[D11]: 손은 바닥 방향으로 정렬된다

정의

손은 바닥 방향으로 정렬된다[D11]는 손목을 중심으로 손 전체가 수직으로 아래를 향하고, 그 결과 아래팔이 안쪽으로 돌아 손바닥이 지면을 향하 도록 유도하는 방향성이다. 이는 손이 어깨-팔꿈치-아래팔과 구조적으로 연결되어, 중력선에 대해 수직 방향을 확보한다는 의미이다. 지시어의 핵심 은 손의 위치를 감각이나 형태로 조작하는 것이 아니라, 아래팔의 회전부 터 손가락의 배열까지를 하나의 통합된 방향성 안에서 인지하는 것이다.

사용 목적

아래팔이 안쪽으로 도는 상태를 안정화하여, 위팔-아래팔-손목-손가 락의 정렬선을 일관되게 유지한다. 손목을 과도하게 굽히거나 펴는 것을 방지하여, 타이핑, 글쓰기, 악기 연주 등에서 손 사용의 효율성을 높인다.

흉곽에서 시작하여 어깨와 팔꿈치를 거쳐 손끝에 이르는 정렬의 흐름을
통합한다.

흔한 오용

손바닥을 무리하게 바닥 쪽으로 만들려 하면, 손목이 과도하게 굽고 아
래팔이 지나치게 안쪽으로 돌아간다. 손가락을 벌리거나 편하게 하려는
시도로 손 정렬을 감각적으로 조정하면, 아래팔과 손목의 정렬 방향이 왜
곡된다. 손의 위치를 시각적으로만 판단하려 하면, 정렬 기준 대신 형태
와 이미지 중심의 판단을 한다.

실습 루틴

① 기본 방향 인지: 바른 자세에서 손은 바닥 방향으로 정렬된다[D11]는 생
각을 2~3회 반복한다.

② 정렬 흐름 관찰: 어깨에서부터 아래팔-손목-손으로 이어지는 전체
흐름이 바닥을 향해 수직으로 정렬되는지 관찰한다.

③ 세부 상태 인지: 손목에 불필요한 긴장이 생기지 않고, 손바닥이 바
닥을 향하면서 손가락이 과도하게 펴지거나 움켜쥐어지지 않도록
한다.

④ 통합 탐색: 팔꿈치는 아래와 앞과 옆으로 향한다[D10], 팔은 몸에서 멀어
지며 열린다[D09], 정수리는 천장을 향해 투사된다[D13]와 함께 루틴을 구
성하여 팔 전체의 통합 정렬을 탐색한다.

⑤ 최종 확인: 손의 위치가 상체 중심 정렬선 위에서 일관성을 유지하
는지 구조적인 기준으로 확인한다.

해부학 · 과학적 근거

손은 아래팔의 노뼈와 자뼈 끝, 손목뼈, 손허리뼈, 손가락뼈로 구성되며, 손목은 여러 방향으로 움직인다. 손이 바닥 방향으로 정렬되면 아래팔이 안쪽으로 도는 상태가 안정되고, 손목의 굽힘폄 각도가 중립에 가까워진다. 이는 손목터널(수근관) 내부 압력을 줄여, 이곳을 지나는 신경과 힘줄에 가해지는 역학적 압박을 최소화하는 데 효과적이다. 또한 팔 전체의 정렬 방향은 손까지 연결되어야 완성되며, 손의 방향은 어깨뼈 및 척추 중심축과의 공간 정렬에도 영향을 준다. AT 학습은 손과 같은 말초 부위의 불필요한 긴장을 해소하여 전체 신경계의 부담을 줄인다. 이는 팔의 긴장이 목의 긴장과 직접적으로 연결된다는 점에서, AT 학습이 만성 목 통증 환자의 기능을 유의미하게 개선했다는 연구 결과와도 일맥상통한다[11].

[D12]: 턱은 목 위에 놓인다

정의

턱은 목 위에 놓인다[D12]는 턱뼈(하악골)가 위쪽 경추 위에서 불필요한 근육 사용 없이 안정적으로 놓이도록 유도하는 지시어이다. 이 정렬은 목뼈 상단(C1-C2)과 머리뼈 바닥, 아래턱의 수직 관계를 유지하며, 발성, 호흡, 시선 안정, 상체 중심 정렬에 필요한 상부 균형 구조를 구성한다. 지시어의 핵심은 턱을 움직이거나 조작하는 것이 아니라, 경추의 정렬 위에서 턱뼈가 자연스럽게 지지되는 상태를 인지하는 것이다.

사용 목적

턱의 위치를 의식적인 노력 없는 중립 상태로 두어, 목뼈 상단과 후두골의 정렬을 안정화한다. 말하기, 삼키기, 숨쉬기 시 턱과 설골의 기능적 협응이 원활하도록 상부 구조의 균형을 돕는다. 어깨뼈, 흉곽, 목뼈의 정렬 흐름 속에서 아래턱의 위치 기반을 확립한다.

흔한 오용

턱을 의도적으로 당기거나 올리면, 목이 굽거나 과도하게 펴지면서 뒤통수와 승모근에 긴장을 유발한다. '목 위에 놓인다'는 표현을 시각적으로 해석해 턱을 고정하면, 설골 주변 근육이 과하게 수축되어 발성과 호흡 기능이 제한된다. 턱의 위치를 감각이나 형태로만 판단하려 하면, 정렬 기준이 흐려지고 목과 흉곽의 연결성이 약화된다.

실습 루틴

① 기본 방향 인지: 턱은 목 위에 놓인다[D12]는 방향성을 2~3회 생각하며, 아래턱의 중립적인 위치를 인지한다.

② 공간 관찰 및 이완: 상부 경추와 머리뼈 바닥 사이의 공간을 인지하며, 턱이 그 위에 가볍게 떠 있듯 안정적으로 놓이는지 관찰한다. 이때 턱을 밀거나 당기지 않고, 목과 어깨 주변 근육의 긴장이 이완되는지 알아차린다.

③ 통합 탐색: 머리는 앞과 위로 투사된다[D02], 경추는 뒤와 위로 정렬된다[D03], 흉골은 앞과 위로 향한다[D04] 등과 함께 정렬 루틴을 구성하여 상부 구조의 일관성을 확보한다.

알렉산더 테크닉: 정렬하는 몸, 변화하는 삶

④ 기능적 적용: 말하기, 삼키기, 시선 이동 등 다양한 기능 동작 중 턱 위치가 정렬 기준을 벗어나지 않는지 관찰한다.

해부학 · 과학적 근거

아래턱뼈는 턱관절TMJ을 통해 머리뼈와 연결되며, 설골, 목 근육, 후두 구조와 긴밀히 연동된다. 턱이 목뼈 위에 중립적으로 놓이면 턱관절의 압력이 최소화되고, 턱 운동의 중심축이 안정된다. 턱 위치는 설골, 목 근육, 횡격막의 협응 구조에도 영향을 주며, 발성, 호흡, 삼킴 시 미세한 위치 변화가 전체 긴장 패턴에 영향을 준다. 턱관절 주변은 신체 위치를 감지하는 고유수용성 감각기proprioceptors가 풍부하게 분포하여, 뇌는 턱의 미세한 위치와 긴장 수준을 실시간으로 감지한다. 이렇게 턱에서 오는 감각 신호는 내부감각interoception의 중요한 일부로, 감정을 처리하는 핵심 뇌 영역인 섬엽insula으로 전달된다. 섬엽은 이 정보를 전전두엽PFC과 주고받으며 신체 상태에 기반한 감정을 생성하고 조절한다[16]. 따라서 턱의 불필요한 긴장을 해소하는 것은 이 신경 회로에 직접 영향을 주어 정서적 안정을 유도하는 상향식 조절이 된다. 결국 턱은 목 위에 놓인다[D12]는 단순히 턱 관절의 역학적 정렬을 넘어, 편안한 발성과 호흡, 나아가 평온한 마음 상태를 만드는 신경학적 기반을 다지는 과정이다[25].

지시어 기반 상지 정렬을 통한 감정-신경 통합 실천

제5장의 핵심 디렉션들은 팔과 상부 구조의 정렬을 통해, 감정의 흐름과 움직임의 정밀성을 통합하는 실천 루틴을 구성한다.

1. 팔의 개방적 정렬[D09]

먼저 팔은 몸에서 멀어지며 열린다[D09]를 통해 위팔뼈의 바깥 회전 기반 배열을 설정한다. 이는 어깨뼈와 팔의 구조적 여유를 확보하고, 움직임의 개방성과 독립성을 회복시킨다.

2. 팔꿈치의 안정적 정렬[D10]

이어서 팔꿈치는 아래와 앞과 옆으로 향한다[D10]를 적용하면, 위팔-아래팔-손의 정렬 방향이 안정된다. 결과적으로 불필요한 근육 사용 없이도 감정 표현의 연속성이 유지된다.

3. 손의 정밀한 정렬[D11]

이 상태에서 손은 바닥 방향으로 정렬된다[D11]는 지시어는 손목과 손의 정렬을 통해 말단 조절의 정밀성과 안정성을 높인다. 이는 팔 전체의 구조적 연결성을 마무리하는 단계다.

4. 턱의 중립적 정렬[D12]

마지막으로 턱은 목 위에 놓인다[D12]는 상부 경추와 턱뼈 사이의 중립 관계를 회복하여, 발성과 감정 표현의 안정적인 기반을 마련하고 상체 정렬을 완성한다.

5. 통합 효과: 감정과 움직임의 조화

이 네 가지 디렉션을 순차적으로 연결한 루틴은 감정이 팔을 통해 자연스럽게 표현되도록 유도한다. 동시에 움직임이 구조적 안정성 위에서 유

알렉산더 테크닉: 정렬하는 몸, 변화하는 삶

연하게 작동하도록 돕는다. 이를 통해 학습자는 감정과 움직임이 분리된 것이 아니라, 하나의 통합된 신경생리적 기반 위에서 함께 일어남을 경험적으로 이해한다.

요약 | 감정과 움직임의 신경 통합

제5장은 알렉산더 테크닉AT의 방향성 지시어를 통해, 팔과 턱의 정렬이 감정과 움직임의 통합에 어떻게 기여하는지를 신경생리학 및 생체역학 관점에서 설명했다. 감정은 신체 내부 감각과 깊이 연결되어 있으며, 섬엽, 소뇌, 감각-운동피질의 협업을 통해 정서와 움직임은 조율된다[18, 25]. 팔의 정렬(D09, D10, D11)과 턱의 정렬(D12)에 관한 방향성들은 각각 팔의 공간적 자유와 턱의 중립 위치를 회복시켜, 발성, 감정 표현, 정서 안정의 구조적 기반을 마련한다.

이러한 정렬 루틴은 신경가소성을 통해 감각-운동-정서의 순환 고리를 통합적으로 조정하며[2, 3], 나아가 자율신경계의 안정적인 조절을 유도한다[25]. 결과적으로 학습자는 억지 없는 방향성과 비의도적 조율을 통해, 감정과 움직임이 통합된 자기 조절 상태를 체화한다.

제6장

지속적 실천과 사회적 공명의 길

"The act of living is the act of continuous adjustment to the environment."
— F.M. Alexander, 『The Use of the Self』, 1932[1]

공감의 연결: 몸으로 나누는 대화

시끌벅적한 카페, 잔잔한 음악 소리마저 삼켜 버릴 듯한 활기 속에서 나는 친구와 마주 앉아 있었다. 나는 그의 미묘한 표정 변화를 놓치지 않았고, 내 귀는 그의 낮고 부드러운 목소리의 결 하나하나에 온전히 열려 있었다. 테이블을 스치는 접시 소리나 갑작스러운 웃음소리가 파문처럼 일었다 사라졌지만, 그 소음들은 더 이상 나를 침범하지 못했다.

나와 친구 사이에는 보이지 않는 고요한 공간이 형성되어 있었다. 친구가 잠시 말을 멈추고 창밖을 바라볼 때, 나 역시 그의 시선을 따라갔다. 그 침묵의 순간, 나는 어깨는 양옆으로 넓어진다[D19]는 지시어를 의식하지 않았음에도 내 어깨가 편안하게 열려 있음을 깨달았다. 호흡은 깊고 고요하게 몸 안을 유영하고 있었다. 이것은 억지로 만들어낸 평온이 아니었다. 타인과의 상호작용 속에서, 내 몸이 스스로 찾아낸 가장 조화로운 상태였다.

알렉산더 테크닉AT은 이처럼 신체의 의식적인 정렬을 통해 타인과의 사회적 상호작용 속에서 놀라운 유연성과 깊은 공감을 이끌어낸다. 이는 단순히 자세를 교정하는 것을 넘어, 신체와 감정, 그리고 외부 환경과 타인이 조화롭게 어우러지며 끊임없이 적응해가는 살아 있는 과정이다. 이 장에서는 알렉산더 테크닉의 방향성 학습이 신체의 구조적 안정성과 감정적 유연성을 바탕으로 사회적 공감을 어떻게 강화하는지 탐구한다. 이 과정을 전전두엽(의사결정과 감정 조절), 섬엽(내부 상태 감지), 소뇌(타이밍과 균형 조정)의 신경학적 협업과 생체역학적 원리를 중심으로 심층적으로 살펴본다.

지속적 실천과 사회적 공명의 이론적 기반

알렉산더 테크닉AT은 신체의 의식적 사용을 통해 지속적인 자기 조절과 사회적 공명을 촉진한다. F.M. Alexander는 저서에서 "삶의 행위는 환경에 대한 지속적인 조정의 행위이다."라고 강조하며, 신체와 환경의 지속적인 조정이 삶의 본질임을 밝힌다[1]. 이는 제1장부터 제5장까지 다룬 일차적 조절Primary Control, 감정신체 통합, 동적 조화, 창의적 자기 조절, 움직임-감정 통합을 종합하여, AT가 일상적인 사회적 맥락에서 어떻게 지속적으로 적용되는지를 보여 준다.

지속적 실천이란 AT의 방향성을 반복적으로 몸에 익혀, 신경가소성을 통해 새로운 행동 패턴을 뇌에 각인하는 과정이다. 예를 들어 대화 중에 어깨는 양옆으로 넓어진다[D19]는 방향성을 유지하면, 신체가 긴장 없이 열린 상태가 되어 타인의 감정에 공감하고 대응하는 능력이 향상된다. 이는 수직 정렬이 전전두엽 활성화를 통해 정서적 안정과 사회적 연결을 촉진한다는 Nair 등의 연구 결과와도 일맥상통한다[28].

즉, AT 학습이 사회적 공감을 강화하는 신경학적 기반을 제공함을 시사하는 것이다.

사회적 공명의 신경학적 메커니즘

사회적 공명은 자신의 신체 내부 상태를 감지하는 능력, 즉 내부감각 interoception에서 시작된다. Critchley 등의 연구(2004)는 바로 이 내부감각이 섬엽과 전전두엽의 연결을 통해 정서적 공감과 사회적 상호작용을 촉진한다고 보고한다[16]. 이 과정에서 섬엽은 타인의 감정 신호를 자신의 신체 반응에 비추어 공감적으로 처리하고, 전전두엽은 사회적 맥락에 맞는 적절한 대응을 조율한다. 여기에 소뇌cerebellum가 움직임의 미세한 타이밍을 조정하며 대화의 리듬을 맞추는 역할을 더한다[18].

AT 학습에서 시야는 정면으로 향하며 눈 위를 의식한다[D26] 또는 팔은 몸에서 멀어지며 열린다[D09]와 같은 지시어는 신체를 열린 상태로 유지하여, 앞서 언급된 섬엽과 전전두엽의 연결을 강화하는 데 기여한다. 이러한 연습이 반복되면, '함께 활성화되는 뉴런은 함께 연결된다'는 헤브 학습 원리에 따라 신체-감정-사회의 연결성이 체화된다.

사회적 공명의 생체역학적 원리

사회적 공명은 신체의 구조적 정렬과 유연한 움직임을 통해 구현된다. 흉추는 뒤로 위로 확장된다[D05]는 지시어는 상체를 안정시켜 자유로운 호흡과 발성을 가능하게 하고, 이를 통해 대화 중 정서적 안정성을 유지하도록 돕는다. 마찬가지로, 어깨는 양옆으로 넓어진다[D19]는 지시어는 팔의 열린 정렬을 통해 제스처와 표정의 자연스러운 표현을 촉진한다. 이러한 정렬은 신체의 긴장을 완화하고 자율신경계(교감-부교감 균형)를 조율하여, 사회적 상호작용에서 차분한 대응을 가능하게 한다[25].

Little 등의 연구(2008)는 만성 요통 환자들이 AT 학습을 통해 통증 감소와 더불어 자신의 신체를 다루는 능력self-efficacy을 회복했다고 보고했는데, 이러한 기능의 회복은 사회적 활동에 참여하는 자신감으로 이어진다[7]. 결국 신체 정렬은 사회적 환경과 조화를 이루는 토대가 되며, 이는 감정적 공명과 대인 관계의 질을 높이는 데 직접적으로 기여한다.

이론에서 실천으로

알렉산더 테크닉AT은 지속적인 실천을 통해 신체와 감정의 통합을 사회적 공명으로 확장한다. 흉추는 뒤로 위로 확장된다[D05] 또는 시야는 정면으로 향하며 눈 위를 의식한다[D26]와 같은 지시어는 신체를 열린 상태로 유지하며, 타인과의 소통에서 유연하고 공감적인 대응을 촉진한다. 이러한 실습은 억지로 행동을 조작하는 대신, 의식적 방향성을 품음으로써 신체, 감정, 사회적 환경의 자연스러운 통합을 이끌어낸다. 아래의 지시어 학습 노트는 제6장의 이론을 실습으로 연결하며, 학습자가 사회적 상호작용 속에서 조화로운 자신을 발견하도록 안내한다.

지시어 학습 노트

다음은 제6장의 지속적 실천과 사회적 공명을 구현하는 지시어들이다.

[D05]: 흉추는 뒤로 위로 확장된다

정의

흉추는 뒤로 위로 확장된다[D05]는 제1~12번 흉추 전체가 뒤 위쪽으로 향하며 길이와 넓이를 동시에 회복하도록 유도하는 지시어이다. 이 정렬은 등이 앞으로 굽으려는 경향을 완화하고, 갈비뼈와 척추의 연결부 움직임 범위를 확보하며, 상체의 중간 지지 구조를 기능적으로 회복시킨다.

사용 목적

상체의 중심 안정성을 확보하고, 흉곽 확장을 통해 호흡과 발성을 지원한다. 척추 곡선의 균형을 유지하면서 사회적 상호작용에서의 신체적 안정성을 강화한다. 대화 중 신체의 열린 상태를 유지하여 정서적 공감을 촉진한다.

흔한 오용

'확장'을 등이나 견갑골을 의식적으로 펴는 동작으로 이해하면, 오히려 흉추가 과도하게 펴지면서 flat back 갈비뼈의 운동성이 제한된다. 흉추를 물리적으로 세우려고 하면, 등과 허리의 경계부가 과도하게 긴장하거나 등 아래쪽의 움직임이 제한된다. 흉추의 정렬을 시각적 자세나 느낌에만 의존하면, 실제 구조는 정렬되지 않은 채 지각 왜곡만 강화된다.

알렉산더 테크닉: 정렬하는 몸, 변화하는 삶

실습 루틴

① 기본 방향 인지: 흉추는 뒤로 위로 확장된다[D05]는 지시어를 반복하며, 흉추의 중심선이 위쪽으로 이어지되, 흉곽과 어깨뼈가 과도하게 움직이지 않도록 구조를 관찰한다.

② 공간 관찰: 흉추 정렬 후, 어깨와 흉곽 사이 공간이 균형 있게 유지되는지 확인한다.

③ 통합 탐색: 어깨는 양옆으로 넓어진다[D19], 시야는 정면으로 향하며 눈 위를 의식한다[D26]와 함께 적용해 중심선의 통합을 탐색한다.

④ 일상 적용: 대화 중에 흉추의 움직임을 억제하거나 과장하지 않고, 구조 중심의 안정성 기준에서 그 흐름을 인지한다.

해부학·과학적 근거

흉추는 12개의 척추뼈로 구성되며, 흉곽의 뒤쪽 구조를 형성하고 갈비뼈와 관절로 연결된다. 이 부위는 생리적으로 뒤쪽으로 완만하게 굽은 곡선(후만)이 있으며, 척추의 충격을 흡수하고 호흡 시 흉곽 운동을 조절한다. 흉추의 바른 정렬은 척수 신경의 전달 효율을 높이고, 횡격막의 기능적 움직임과 팔의 안정성을 확보하는 데 직접적으로 기여한다. 전정계, 체성감각계, 전전두엽의 연결망은 흉추 위치와 척추 전체 정렬의 공간적 안정성을 감지하며, 이러한 안정적인 운동 조절motor control은 사회적 상호작용의 토대가 되는 호흡과 발성 기능을 향상시킨다[14]. Cacciatore 등의 연구(2020) 역시 AT의 방향성이 흉추 정렬을 통해 고차원의 감각-운동 회로를 활성화한다고 보고하는데, 이는 안정된 신체 상태가 사회적 공명을 촉진하는 신경학적 기제를 뒷받침한다[3].

[D19]: 어깨는 양옆으로 넓어진다(참조: 제1부 제4장)

정의

어깨는 양옆으로 넓어진다[D19]는 지시어는 양쪽 어깨 복합체(견갑골, 빗장뼈, 위팔뼈)가 상체 중심선에서 좌우로 균등하게 멀어지듯 배열되어야 함을 선언하는 구조 명령이다. 이는 어깨를 들어 올리거나 힘을 주지 않고, 어깨뼈 전체가 흉곽에 안정적으로 부착되면서 좌우로 확장된 위치를 회복하는 상태를 의미한다.

사용 목적

어깨의 긴장을 완화하고 팔 움직임의 자유를 회복한다. 흉곽-어깨뼈-팔로 이어지는 연결 구조의 비대칭 정렬을 개선하고, 상체의 열린 자세를 통해 비언어적 소통과 정서적 교감을 촉진한다. 팔의 무게가 목, 등, 허리로 전달되는 것을 방지하여 신체 전체의 정렬을 유지한다.

흔한 오용

어깨를 의식적으로 벌리려 하면 근육 긴장이 증가하고 흉곽 움직임이 제한된다. 어깨를 들어 올리거나 힘을 주면 견갑골이 흉곽에서 떨어지며 불안정해진다. 정렬을 느낌이나 시각적 이미지에만 의존하면 실제 구조적 변화 없이 주관적 인식만 강화된다.

실습 루틴

① 기본 방향 인지: 바르게 선 자세에서 어깨는 양옆으로 넓어진다[D19]는

알렉산더 테크닉: 정렬하는 몸, 변화하는 삶

지시어를 조용히 생각하며, 어깨가 가볍게 좌우로 넓어지는 구조적 반응을 인지한다.

② 상태 관찰: 이때 어깨가 귀와 멀어지며 좌우로 고르게 확장되는 상태를 관찰한다.

③ 통합 탐색: 흉추는 뒤로 위로 확장된다[D05]와 함께 적용하여 상체의 통합적인 정렬을 탐색한다.

④ 일상 적용: 대화나 상호작용 중에 어깨가 무의식적인 긴장으로 좁아지지 않는지 지속적으로 관찰한다.

해부학 · 과학적 근거

어깨는 견갑골, 빗장뼈, 위팔뼈로 구성된 관절 복합체이며 흉곽 위에 떠 있는 구조다. 어깨가 몸통 중심에서 양옆으로 넓게 정렬되는 것은 견갑흉곽 리듬을 원활하게 하여 팔의 가동 범위를 확보하는 전제 조건이다. 이러한 안정된 신체 구조는 사회적 상호작용에 직접적인 영향을 미친다. May 등의 연구(2019)는 바른 어깨 정렬이 전전두엽 활성화를 통해 정서적 안정을 증진시킨다고 보고하는데, 이는 타인과 상호작용할 때 평온함을 유지하고 공감적 태도를 취하는 신경학적 기반이 된다[3].

[D26]: 시야는 정면으로 향하며 눈 위를 의식한다(참조: 제1부 제2장)

정의

시야는 정면으로 향하며 눈 위를 의식한다[D26]는 지시어는 시각적 주의를 정면에 두면서, 머리 위쪽 공간까지 의식에 포함하도록 유도하는 방향 명령이다. 이는 머리와 목의 정렬을 돕고 공간 인식을 통합하는 과정이며, 사회적 맥락에서는 위축되지 않고 열린 시각으로 상대를 마주하는 태도의 기반이 된다.

사용 목적

머리와 목의 정렬 균형을 유지하고[1], 고정된 시선으로 인한 시각적 과부하를 줄인다. 나아가 타인과의 상호작용 시 위축되거나 경직된 시선을 방지하고, 개방적인 소통을 돕는다. 시각-공간-자세 통합 회로(두정엽-전정계-소뇌)를 활성화한다[4, 24].

흔한 오용

시야를 강제로 위쪽으로 돌리면 눈과 목에 긴장이 생긴다. 눈 위를 의식한다는 것을 눈썹이나 이마를 움직이는 것으로 오해하면 머리 정렬이 흐트러진다. 시각적 인식만 강조하면 실제 공간적 정렬과 무관한 주관적 느낌에 치우친다.

실습 루틴

① 기본 방향 인지: 앉거나 선 자세에서 시야는 정면으로 향하며 눈 위를 의식한다[D26]는 지시어를 3회 반복하며 시각 주의가 어떻게 분포하는지 관찰한다.

② 인식 확장: 눈동자를 움직이지 않고, 시야의 위쪽 경계를 정수리 너머 공간까지 확장하여 의식한다.

③ 통합 탐색: '흉추는 뒤로 위로 확장된다[D05]'와 함께 적용해 상체 정렬과

시야 확장의 상호작용을 확인한다.

④ 일상 적용: 대화 중에 시야가 좁아지거나 고정되지 않도록 지속적으로 조율한다.

해부학 · 과학적 근거

시각 정보는 후두엽에서 처리된 후 두정엽에서 공간 좌표계와 통합되며, 전정계와의 연결을 통해 머리 위치와 균형 유지에 관여한다[4]. 전전두엽의 통제 아래 시야를 의식적으로 확장하는 것은 AT에서 강조하는 '넓은 주의의 장wide field of attention' 원리와 연결된다[1]. 이처럼 확장된 주의의 장은 사회적 상호작용에서 매우 중요하다. 이는 눈앞의 상대방에게 집중하면서도 주변 상황과 자신의 신체 상태를 동시에 인식하게 하여, 보다 여유롭고 적절한 소통을 가능하게 하는 신경학적 기반이 되기 때문이다.

[D30]: 몸과 환경이 하나의 구조로 연결된다

정의

몸과 환경이 하나의 구조로 연결된다[D30]는 지시어는 신체의 모든 구조적 요소(머리, 척추, 팔, 다리 등)가 하나의 통합된 체계로 작동하며, 외부 환경(공간, 타인, 소리 등)과 유기적으로 연결된다는 구조적 선언이다. 이 지시어는 신체를 부분적으로 조작하는 대신, 전체 중심축을 기준으로 환경과의 동적 조화를 설정하는 명령이다.

사용 목적

신체와 환경의 유기적 통합을 촉진하여, 사회적 상호작용에서 열린 자세를 유지한다. 전신 정렬을 통해 감각-운동 회로와 정서적 공감을 강화한다. 지속적인 실천을 통해 신체-마음-환경의 통합 패턴을 체화한다.

흔한 오용

환경과의 연결을 감각적 이미지나 느낌으로만 처리하면, 구조적 정렬 기준이 모호해진다. 특정 부위(예: 어깨, 턱)만 강조하여 전체 중심축의 통합성을 간과한다. 환경 요소에 과도하게 반응하여 신체 정렬이 흐트러진다.

실습 루틴

① 기본 방향 인지: 중립 자세에서 몸과 환경이 하나의 구조로 연결된다[D30]는 지시어를 3회 반복하며, 신체와 주변 공간의 관계를 인식한다.

② 연결 관찰: 머리, 등, 골반, 발이 중심축을 따라 정렬되며, 주변 소리, 사람, 공간과의 연결성을 확인한다.

③ 통합 탐색: 흉추는 뒤로 위로 확장된다[D05], 어깨는 양옆으로 넓어진다[D19], 시야는 정면으로 향하며 눈 위를 의식한다[D26]와 함께 루틴을 구성하여 전신 통합을 완성한다.

④ 사회적 적용: 대화나 그룹 활동 중 이 지시어를 적용하여, 타인과의 상호작용에서 정렬과 공감의 조화를 관찰한다.

⑤ 최종 확인: 신체가 환경과 조화롭게 연결된 상태를 유지하며, 정서적 안정과 공감적 변화를 관찰한다.

알렉산더 테크닉: 정렬하는 몸, 변화하는 삶

해부학 · 과학적 근거

신체는 척추 중심축을 기준으로 머리, 흉곽, 골반, 팔, 다리로 구성된 통합 체계이다. 이 체계는 전정계, 체성감각계, 시각계를 통해 환경과의 동적 상호작용을 조율한다[4]. 신경학적으로, 전전두엽과 섬엽은 신체 내부의 상태를 감지하여(내부감각) 정서적 공감을 조정하는 데 핵심적인 역할을 한다[16]. 또한 소뇌는 이러한 감각 정보를 바탕으로 움직임의 타이밍과 리듬을 정교하게 다듬는다[18]. 결론적으로, 알렉산더 테크닉의 방향성 실천은 신체 정렬을 통해 이러한 신경망들의 협업을 촉진하며, 이는 심리적 안정과 환경과의 유연한 상호작용 능력으로 이어진다[3].

사회적 공명을 위한 구조적 통합 실습

사회적 상호작용 중 신체가 긴장이나 위축 없이 유연하게 반응하기 위해서는, 중심 정렬과 감각 확장의 통합적 실천이 필요하다.

1. 흉추의 확장: 상체 중심 정렬[D05]

먼저 흉추는 뒤로 위로 확장된다[D05]는 지시어를 통해 상체 중심을 정렬의 기준으로 삼는다. 이는 흉곽을 열고 척수의 압박을 완화하며, 상호작용 상황에서 자주 나타나는 수축이나 움츠림 같은 패턴을 구조적으로 억제한다.

2. 어깨의 개방: 표현 유연성 회복[D19]

여기에 어깨는 양옆으로 넓어진다[D19]를 더하면, 어깨뼈가 흉곽에 안정적으로 자리 잡는다. 또한 좌우로 부드럽게 확장되어 팔과 손의 움직임이 개방되고 표현의 유연성이 회복된다.

3. 시야의 확장: 공간 지각 향상[D26]

다음으로 시야는 정면으로 향하며 눈 위를 의식한다[D26]를 통해 시각적 주의를 위쪽으로 확장한다. 이를 통해 머리-목-등으로 이어지는 수직 정렬축이 조율되고, 대화 상황에서의 감정적 여유와 공간 지각력이 동시에 향상된다.

4. 몸과 환경의 통합: 연결감 안정화[D30]

마지막으로 몸과 환경이 하나의 구조로 연결된다[D30]는 궁극적인 방향성을 통해, 각 신체 부위를 하나의 통합된 구조로 인식하고 외부 자극과의 연결감을 안정시킨다.

5. 통합 효과: 신경 회로 활성화

이 네 가지 디렉션의 연동은 단순한 자세 교정을 넘어선다. 이는 사회적 상호작용 중에도 지속적으로 구조를 유지하고 감정적으로 공명하는 조건을 제공한다.

즉, 이 순차적 조합은 전정계, 두정엽, 전전두엽, 소뇌를 중심으로 하는 감각-운동-정서 통합 회로를 활성화하는 구체적인 실천법이다[4, 14, 18].

요약 | 지속적 실천과 사회적 공명

제6장은 알렉산더 테크닉AT의 방향성을 지속적으로 실천함으로써, 신체 정렬이 개인의 정서적 안정에 그치지 않고 사회적 상호작용 속 공감과 조

화로 확장된다는 점을 탐구했다. 특히 흉추는 뒤로 위로 확장된다[D05], 어깨는 양옆으로 넓어진다[D19], 시야는 정면으로 향하며 눈 위를 의식한다[D26], 몸과 환경이 하나의 구조로 연결된다[D30]와 같은 지시어 신경가소성을 통해 새로운 정렬 감각을 몸에 익히게 하고[2, 3], 자율신경계 조율을 통해 정서적 개방성과 타인과의 연결성을 강화한다[25]. 이는 정서-신체-사회적 통합을 조정하는 주요 뇌 영역(전전두엽, 섬엽, 소뇌 등)의 협업을 통해 구현된다[3, 18, 25]. 결국 AT는 신체 중심축의 구조적 정렬을 통해 일상 속 대화와 관계의 긴장을 줄이고, 자연스러운 공명을 유도하는 자기 조절 기반을 제공한다.

제2부

신체와 의식의
고차 통합

제1장

감정과 의식의 조화

"Emotion clouds consciousness, and sensation obscures structure."
— F. M. Alexander, 『The Use of the Self』, 1932[1]

몸의 정렬, 감정의 풍경을 바꾸다

고요가 내려앉은 아침, 눈을 뜬다. 창틈으로 스며드는 여린 햇살이 이불 위를 간지럽히는 그 순간, 나는 아직 이름 붙일 수 없는 생각의 파편들과 희미한 감정의 안개 속에 잠겨 있다. 이 정서적 풍경은 캔버스에 고정된 유화가 아니다. 물감이 섞이며 시시각각 새롭게 물들어가는 한 폭의 수채화처럼, 몸과 마음의 미세한 변화를 따라 끊임없이 그 색채와 형태를 바꾼다. 심장 박동, 미묘한 근육의 긴장, 골반의 정렬 상태, 혹은 피부에 닿는 빛의 자극 같은 다양한 신체적 요소들이 함께 춤추듯 지금 이 순간의 나를 구성한다. 이는 우리의 신체 내부 상태가 감정의 신경적 기반을 형성한다는 내부감각interoception 이론으로 설명할 수 있다[16]. 알렉산더 테크닉AT 수련은 바로 이 정서적 풍경의 밑그림을 섬세하게 다듬고 몸의 정렬을 조율함으로써, 감정의 풍경을 한층 부드럽고 유연하며 다채롭게 바꾸어 놓는다.

흉곽은 아래로 무너지지 않도록 유지된다[D21]는 지시어를 가만히 떠올리자, 무의식중에 움츠러들었던 가슴이 부드럽게 열린다. 이 작은 변화 하나가 막혀 있던 호흡에 길을 터주는 것은, 안정된 신체 상태가 자율신경계의 부교감신경을 활성화하여 정서적 평온을 조성하기 때문이다[23]. 이어서 몸통은 골반 위에 수직으로 정렬된다[D22]는 방향성을 의식하자, 척추가 중력에 맞춰 균형을 잡으며 신체의 존재감이 공간 속에 단단히 자리 잡는 감각이 깨어난다.

AT는 이처럼 몸의 미세한 상태를 일관되게 조율하여 뇌가 정서적 상태를 유연하게 예측하고 조정하도록 돕는다. 이는 신체 상태와 주의를 통합하여 감정을 조절하는 뇌의 일반적인 정서 조절 메커니즘과 일치하며[9], 궁극적으로 몸과 마음이 환경과 능동적으로 소통하며 감정의 물결을 조율하는 살아 있는 과정이다.

습관 회로의 신경학적 메커니즘 : 의식적 변화의 토대

지속적인 수련의 토대에는 전전두엽(의사결정·정서 조절), 기저핵(습관과 반복 행동), 소뇌(운동 타이밍·균형)의 유기적인 협업이 있다. 전전두엽은 주어진 단서에 유연하게 대응하도록 돕고[14], 기저핵은 반복된 행동을 습관으로 저장하며[19], 소뇌는 이를 부드럽고 균형 잡힌 움직임으로 다듬는다[18]. 예를 들어 흉곽은 아래로 무너지지 않도록 유지된다[D2]를 수련하면 척추가 펴진 상태에서 늑간근이 이완되어 폐 확장 공간이 확보되고, 배가로근(복횡근)과 뭇갈래근(다열근)의 협응을 통해 복부 내 압력과 척추 지지력이 조절된다.

몸통은 골반 위에 수직으로 정렬된다[D22]는 몸감각피질을 활성화하여 골반과 척추의 정렬을 강화하며, 허리-등-목으로 이어지는 수직 지지축을 확립한다. 이러한 의식적인 방향성 수련은 기존의 비효율적인 습관 회로를 억제하고, 새로운 신경 회로를 강화하는 과정이다. 이는 '함께 활성화되는 뉴런은 함께 연결된다'는 헤브 학습Hebbian learning 원리에 기반한 신경가소성의 결과이다[2]. 내부 수용기는 심박과 호흡 같은 몸 안의 느낌을 감지해 감정을 조절하고, 고유수용성 감각proprioception은 근육과 관절의 위치를 알아차려 자세를 안정시킨다. AT는 이 둘을 조화롭게 연결한다. 이처럼 AT 수련을 통해 개선된 신체 조절 능력은 심리적 안정감을 증진하는 효과로도 이어진다[5].

지속적 통합의 생체역학적 원리 : 몸의 균형과 감정의 평온

지속적 통합의 생체역학적 원리는 신체 정렬을 통해 감정적 안정성과 균형을 회복하는 데 있다. **흉곽은 아래로 무너지지 않도록 유지된다**[D21]는 흉곽의 안정성을 강화하여 호흡 공간을 확보하고, 중력이 몸을 지지하는 축으로 작용하도록 돕는다. 이는 단순히 신체 구조의 붕괴를 막는 수동적 지지가 아니라, 복부와 등 근육의 균형을 통해 이루어지는 능동적인 공간 유지이다. **몸통은 골반 위에 수직으로 정렬된다**[D22]는 척추와 골반의 균형을 조율하여 체중 분포를 고르게 하고, 상체의 무리한 압박을 완화한다. 특히 허리뼈(L1-L5)가 골반 중심, 즉 엉치뼈 위에 안정적으로 정렬될 때, 디스크 압력이 분산되며 근골격계의 부담이 줄어든다. 이처럼 안정된 자세는 자율신경계의 균형을 촉진하고 감정적 평온으로 이어지는 핵심적인 생리적 기반이 된다[25].

지시어 학습 노트

다음은 제2부 제1장의 감정 조율을 실천적으로 구현하는 지시어이다.

[D21]: 흉곽은 아래로 무너지지 않도록 유지된다

정의

흉곽은 아래로 무너지지 않도록 유지된다[D21]는 지시어는 흉곽이 중력이나 습관에 의해 아래로 납작하게 붕괴되지 않도록, 가슴 부위의 수직 안정성과 내부 공간을 유지하는 것을 목표로 한다.

사용 목적

앉거나 설 때 흉곽의 중간 위치 유지, 폐 확장성과 호흡 효율 향상, 상체 하중을 견고하게 지지한다.

흔한 오용

가슴을 내밀거나 등을 젖히는 행동은 흉곽을 과도하게 긴장시킨다. 복부를 지나치게 조여 호흡을 억제하는 것은 횡격막의 자연스러운 움직임을 방해한다. 또한, '무너지지 않음'을 긴장이나 억제 상태로 혼동하면 신체의 유연한 정렬을 저해한다.

실습 루틴

① 준비 및 관찰: 의자에 앉아 척추 중심축이 위로 정렬된다[D01]와 함께 흉곽의 수직 상태를 관찰한다.

② 기본 방향 인지: 흉곽은 아래로 무너지지 않도록 유지된다[D21]를 반복하며 복부와 등 근육의 균형적 작용을 확인한다.

③ 통합 탐색: 흉추는 뒤로 위로 확장된다[D05], 흉골은 앞과 위로 향한다[D04]와 연계하여 실습한다.

④ 최종 확인: 호흡하는 동안 흉곽이 수축되지 않고 그 공간이 유지되는지 관찰하며 마무리한다.

해부학 · 과학적 근거

흉곽은 흉추, 갈비뼈, 흉골로 구성된다. 흉곽이 무너지면 폐 확장 공간과 횡격막 수축력이 감소한다. 흉추를 펴고 늑간근을 이완시키면 흉곽은 위로 확장된 상태를 유지할 수 있으며, 배가로근과 뭇갈래근의 협응은 복압과 척추 지지력 조절에 기여한다[10].

[D22]: 몸통은 골반 위에 수직으로 정렬된다

정의

몸통은 골반 위에 수직으로 정렬된다[D22]는 지시어는 몸통(흉추와 허리뼈 포함)이 골반 중심에 수직으로 정렬되도록 유도하는 구조 명령이다. 이 정렬은 상체와 하체 간 하중 전달의 중심축을 안정시키고, 척추 만곡의 중립을 유지하게 한다.

사용 목적

앉기, 서기, 걷기 등에서 상체가 골반 위에 정확히 놓이도록 정렬하고 중력선상에서 몸통의 수직성을 회복하여 허리와 등의 과긴장 방지한다.

흔한 오용

몸통을 억지로 세우려다 과도한 긴장을 유발하는 것은 척추와 주변 근육을 뻣뻣하게 만든다. 골반이 기운 상태에서 상체만 수직으로 만들려 하면 전체 정렬의 균형이 무너진다. 수직 정렬을 느낌이나 근육의 힘으로 대체하는 것은 AT의 의식적 방향성 원리를 벗어나 신체의 자연스러운 조화를 방해한다.

실습 루틴

① 준비 자세: 앉거나 서서 골반의 좌우 높이를 맞추고, 엉치뼈 위에 몸통이 바로 서도록 인식한다.

② 기본 방향 인지: 몸통은 골반 위에 수직으로 정렬된다[D22]를 3회 반복하며 골반과 몸통의 직선 관계를 관찰한다.

③ 통합 탐색: 골반은 대퇴골 위에 놓인다[D16], 중심축은 중력선 위에 안정된다[D29]와 함께 하체 정렬 루틴을 구성한다.

허리뼈(L1-L5)가 골반, 특히 엉치뼈 위에 안정적으로 정렬될 때, 이상적인 하중 전달과 근골격계의 균형이 확보된다. 이때 허리와 등의 자연스러운 곡선이 유지되면 디스크에 가해지는 압력이 최소화된다[1]. 기저핵-소뇌 회로는 자세의 안정성과 미세 조절을 담당하고, 몸감각 피질은 수직 정렬에 대한 지각 기반을 제공하며, 이러한 기능은 AT 수련을 통해 향상될 수 있다[2].

[D23]: 몸 전체가 수직선 위에 부력으로 떠 있다

정의
몸 전체가 수직선 위에 부력으로 떠 있다[D23]는 지시어는 신체(발바닥부터 머리까지)가 중력선 위에 정렬되어, 불필요한 근육 긴장 없이 가볍게 떠 있는 듯한 상태를 의미한다. 이는 중립 정렬로 중력에 대한 저항을 줄이고, 자연스러운 상향 지지감을 만드는 것을 목표로 한다.

사용 목적
부드럽고 안정된 수직 지지를 통해 전신의 균형을 강화한다. 중력과 조화를 이루는 자세로 에너지 소모를 줄인다. 정적 자세와 동적 움직임 간의 긴장을 완화하여 유연성을 높인다.

흔한 오용

'떠 있는 느낌'을 얻기 위해 어깨나 복부 근육을 과도하게 긴장시키거나, 상체만 억지로 들어 올려 허리를 과도하게 꺾는 자세를 취하게 되어 어깨가 경직되고 불균형이 초래될 수 있으며, 골반이나 흉곽의 자연스러운 정렬을 무시한 채 특정 부위에만 집중함으로써 전신의 균형과 중력과의 조화를 해치는 부자연스러운 자세가 될 수 있다.

실습 루틴

① 준비 관찰: 선 자세에서 발뒤꿈치부터 정수리까지 이어지는 일직선의 정렬을 관찰한다.

② 기본 방향 인지: 몸 전체가 수직선 위에 부력으로 떠 있다[D23]는 지시어를 3회 조용히 생각하며, 발바닥, 골반, 흉곽, 머리가 수직으로 정렬되는지 인지한다.

③ 호흡과 관찰: 호흡하는 동안 흉곽과 골반이 안정적으로 유지되면서 가벼운 부력감을 느끼는지 관찰한다.

④ 통합 탐색: 척추 중심축이 위로 정렬된다[D01], 척추는 호흡과 함께 위로 열린다[D24]와 함께 적용하여, 중력선과 지면 지지력의 통합을 탐색한다.

해부학 · 과학적 근거

신체의 수직 정렬은 발바닥에서 머리까지 중력선에 따라 체중이 균등히 분산되는 상태로, 골반과 대퇴골, 척추와 머리가 안정적으로 이어진다[10]. 이는 뼈와 근육이 서로 균형을 이루며, 호흡을 통해 복부 내 압력IAP이 척추를 가볍게 지지하도록 돕는다[10].

뇌는 발바닥과 관절의 감각(고유수용성 감각)으로 신체 위치를 파악하고, 귀 안의 전정계가 중력에 맞춰 균형을 유지한다[4]. 소뇌는 이 정보를 조합해 자세를 부드럽게 조정하며[18], 전전두 피질 prefrontal cortex은 잘못된 자세 습관을 억제한다[14]. 이러한 통합적 정렬은 허리 통증을 줄이고[7], 자세를 오래 유지하는 능력을 향상시키며[2], 감정적 긴장을 완화하는 데 기여한다[5, 25].

[D39]: 내 중심은 공간 속에 떠 있는가?

정의
내 중심은 공간 속에 떠 있는가?[D39]라는 지시어는 자신의 물리적 중심 (예: 골반, 복부)이 중력선 위에서 공간적으로 떠 있듯 정렬되었는지 자문하는 질문 형식의 지시어이다.

사용 목적
중력 지지와 부력 확장 간의 균형 확보, 바닥에 짓눌리지 않고 위로 향하는 반작용 회복, 척추 정렬과 몸통 중심의 공간 인식을 향상시킨다.

흔한 오용
'떠 있음'을 비현실적인 환상이나 과장된 느낌으로 오해하여 부자연스러운 자세를 취하거나, 복부나 흉곽을 과도하게 긴장시켜 중심 위치를 억지로 '고정'하려는 시도를 함으로써, 중력과의 자연스러운 균형 및 척추 정렬을 방해하고, 몸통 중심의 공간적 인식과 부력감을 저해하는 경직된 상태를 초래할 수 있다.

실습 루틴
① 자문하기: 앉거나 서서 내 중심은 공간 속에 떠 있는가?[D39]라고 자문한다.
② 중심 인지: 궁둥뼈나 발뒤꿈치 같은 실제 접촉점에서 위쪽 방향의 중심을 인식해 본다.
③ 통합 탐색: 척추는 호흡과 함께 위로 열린다[D24]와 함께 통합 루틴을 구성한다.

해부학·과학적 근거
신체의 중심은 보통 허리뼈 하부와 엉치뼈 상부(L4-S1) 부위에 위치한다. 이 부위에서 부력을 인식하면 흉곽이 열리고 횡격막의 움직임이 자연스럽게 유도된다[25]. 공간 인식은 두정엽 상부와 전정피질에 의해 조절되며, 이들은 척추-골반 중심의 위치를 지속적으로 추적하고 예측한다[4].

통합 실습: 감정 조율을 위한 수직축과 부력의 회복
감정적 동요는 종종 신체의 수직축이 무너지는 현상과 함께 나타난다. 다음의 통합 실습은 붕괴된 구조를 회복하고 감각을 일깨워, 감정의 흐름을 건강하게 조율하는 데 목적을 둔다. 이 과정은 전전두엽의 의식적 억제, 두정엽의 공간 인식 능력을 활성화하고, 궁극적으로 신경가소성 원리에 따라 안정적인 정서 반응 회로를 구축한다[3, 14].

1. 흉곽 안정화: 호흡의 공간 확보

먼저 흉곽은 아래로 무너지지 않도록 유지된다[D21]는 방향성으로 상체의 기초를 다진다. 이는 흉곽의 수직 안정성을 확보하여 호흡 공간을 열어주고, 부교감신경계를 활성화함으로써 감정적 충동을 가라앉히는 첫 단계이다[23]. 가슴을 억지로 내미는 것은 오히려 흉곽을 경직시키는 흔한 오용이다.

2. 몸통 정렬: 중심축의 연결

그 위에 몸통은 골반 위에 수직으로 정렬된다[D22]는 방향성을 더하여, 골반과 척추의 하중 전달축을 바로 세운다. 이를 통해 몸감각피질이 신체의 중심 위치를 더욱 명확하게 인식하는 신경학적 기반이 마련된다[4]. 상체만 억지로 세워 허리를 꺾는 것은 이 방향성의 목적에 어긋난다.

3. 전신 부력: 중력과의 조화

몸통이 안정되면 몸 전체가 수직선 위에 부력으로 떠 있다[D23]는 방향성으로 전신의 불필요한 과긴장을 해소한다. 이는 중력에 저항하는 대신 조화를 이루도록 소뇌와 전정계의 자세 조절 회로를 활성화한다[4, 18]. 부력을 인위적인 느낌으로 만들려 애쓰는 것은 흔한 오용이다.

4. 의식적인 자기 점검: 현재 상태의 자각

마지막으로 내 중심은 공간 속에 떠 있는가?[D39]라는 질문을 통해 현재의 상태를 점검한다. 이 질문은 두정엽의 공간 인식 능력을 다시 한번 일깨워, 정서적 평온 속에서 신체 지도를 재조정하도록 돕는다[4]. 중심을 특정

알렉산더 테크닉: 정렬하는 몸, 변화하는 삶

신체 부위에 고정시키는 것은 이 방향성의 목적과 다르다.

결론적으로 이 통합 루틴은 감정적 동요에 맞서 신체가 자동적으로 경직되는 습관을 의식적으로 억제하는 실천이다. 이는 신경가소성 원리에 따라, 외부 자극에 조화롭게 반응하는 새로운 신경 패턴을 몸에 각인하고 체화하는 과정이다[3].

요약 | 감정과 신체 정렬의 통합적 기초

본 장은 감정과 신체 정렬의 상호작용을 신경학적 · 생체역학적 관점에서 통합적으로 조망했다. 이 장에서 다룬 '수직 정렬과 부력'이 관한 방향성들은 정렬된 신체 구조를 기반으로 전전두엽 중심의 감각-운동-정서 통합 회로를 활성화하여, 감정 조절과 정서적 평온을 실현하는 구체적인 방법론이다[3]. 결국 정렬 중심의 실천은 감정의 자동 반응을 억제하고, 몸과 마음의 공간적 통합을 회복하는 데 필수적인 신경학적 · 구조적 기반을 제공한다.

제2장

중심의 구조적 발견

"We are apt to trust our senses,

but our senses are so often completely wrong."

— F. M. Alexander, 『The Use of the Self』, 1932[1]

감각 오류를 넘어선 중심의 재발견

출근길, 만원 지하철의 흔들림 속에서 나는 몸을 잔뜩 움츠린 채 겨우 균형을 잡고 있었다. 빽빽한 인파에 떠밀려 발끝에서 어깨까지 한 방향으로 위태롭게 쏠리는 순간, 나는 자신도 모르게 중심을 잃고 필사적으로 버티기에 급급했다. 그 짧은 순간조차 "지금 내 몸, 괜찮은 걸까?"라고 되묻지 못하는 이유는, 바로 몸이 품고 있는 깊은 오해 때문이다. 즉, 불편한 자세를 '괜찮다'고 착각하게 만드는 감각의 오류 때문이다. 알렉산더 테크닉AT은 바로 이 미묘한 틈에서 시작된다. AT는 일상의 혼잡 속에서 우리가 감각에만 의존할 때 얼마나 쉽게 방향을 잃는지를 예민하게 일깨우며, 몸과 마음에 새로운 정렬의 기준을 고요히 심어 준다. 발뒤꿈치는 지면과 접촉한다[D18]는 방향성을 떠올리며 발뒤꿈치가 지면과 안정적으로 접촉하도록 의식한다. 이 지시어는 체중 분산을 구조적으로 재조정하며, 지면 반작용력의 효율적 수용을 유도한다. 체중이 발 후방에 균등히 분산되면 두정엽과 소뇌가 협업해 척추 중심축을 안정화한다.

그 위에, 무릎은 대퇴골 앞쪽을 향한다[D17]를 의식하면 무릎 관절이 대퇴골과 정렬되고, 하지의 선형 연계가 강화되어 상체의 균형이 유지된다. 이어서 골반은 대퇴골 위에 놓인다[D16]는 선언은 이러한 하지 정렬의 시작점으로, 대퇴골과 골반이 일관된 하중 전달 축을 형성하도록 만든다. 이는 다리 전체의 구조적 지지선을 확보하는 핵심 전제이다. Little 등의 연구는 AT 수련이 만성 요통 완화와 자세 안정성 개선에 효과적이라고 밝힌다[7]. 이처럼 감각의 오류를 바로잡고 일상의 균형을 되찾는 여정은, 몸의 가장 기초에서부터 고요하게 시작된다.

중심 정렬의 신경학적 메커니즘: 뇌와 몸의 조화로운 협업

중심 정렬 수련은 두정엽(공간 인식), 소뇌(균형 조정), 체성감각 피질(신체 상태 통합)의 협업에 기반한다. 이 뇌 부위들은 감각-운동 정보를 통합하여 불필요한 긴장을 줄이고, 중력이 몸을 짓누르는 힘이 아니라 오히려 정렬을 돕는 힘으로 작용하도록 뇌의 준비 상태를 재구성한다[4]. 구체적으로 발뒤꿈치는 지면과 접촉한다[D18]는 지시어는 발바닥의 기계수용기를 활성화하여 소뇌의 균형 조율을 돕는다. 무릎은 대퇴골 앞쪽을 향한다[D17]는 전운동피질을 활성화하여 무릎의 충동적 회전을 억제하고 하지 정렬을 안정시킨다.

이와 함께 골반은 대퇴골 위에 놓인다[D16]는 지시어는 고관절 정렬과 하중 분산의 기준을 설정하여 척추의 안정적 기반을 다진다. 이러한 정렬 상태를 반복적으로 수련하는 것은 신경가소성 원리에 따라 새로운 운동 프로그램을 체화하는 과정이다[2]. 나아가 개선된 신체 정렬은 자율신경계의 균형을 회복시켜 정서적 안정에 기여하며[23], 궁극적으로 몸과 뇌의 협업을 통해 자신을 자연스럽게 정렬하는 능력을 확립한다.

생체역학적 조화의 원리: 중심축이 이끄는 효율적 움직임

중심 정렬 수련은 골반, 흉곽, 후두의 정렬을 기반으로 한다. 이는 중력이 몸을 지지하는 축으로 변환되어 효율적인 움직임을 이끌어낸다[10]. 발 뒤꿈치는 지면과 접촉한다[D18]는 종골의 안정적 접촉을 통해 체중을 발의 후방에 분배하며, 척추의 수직 정렬을 지원한다. 무릎은 대퇴골 앞쪽을 향한다[D17]는 슬개골과 대퇴골의 선형 정렬을 유지한다. 이는 무릎 관절의 측부 스트레스를 줄이고, 하지의 운동 사슬을 최적화한다. 골반은 대퇴골 위에 놓인다[D16]는 이러한 하체 정렬을 시작하는 기반 디렉션으로, 골반이 대퇴골 두부 위에서 정확히 중심을 잡도록 유도한다.

또한 척추는 호흡과 함께 위로 열린다[D24]는 척추 정렬을 호흡 리듬에 동기화시킨다. 이를 통해 자동 조절된 척수 신장과 흉곽 확장을 유도한다. 이 디렉션은 흉추와 횡격막의 리듬을 통해 상체의 공간 확장을 촉진하고, 자율신경계 안정성을 높이는 중요한 작용을 한다. 중심축은 중력선 위에 안정된다[D29]는 선언은, 정수리에서 발까지 이어지는 신체 종축이 중력선과 조율되도록 인식시킨다. 이는 전체 관절군이 그에 따라 세밀하게 배

알렉산더 테크닉: 정렬하는 몸, 변화하는 삶

열되도록 만들며, 두정엽의 위치 지각, 전정-척수계 반응, 중심축의 실시간 조절 메커니즘과 직접 연결된다.

알렉산더 테크닉AT이 기능적 움직임을 개선하는 기전은 신경과학적으로 다음과 같이 설명할 수 있다. 먼저, Little 등의 대규모 임상 연구는 AT 수련이 만성 허리 통증을 완화하는 데 효과적임을 입증했다[7]. 이러한 통증 감소는 골반과 하지 정렬이 하중을 고르게 분배한 생체역학적 결과와 관련이 깊다. 또한, Cacciatore 등의 연구는 AT 수련이 자동적인 자세 조절 능력을 향상시킨다고 보고했는데[2], 이는 정렬된 신체에서 오는 정확한 감각 정보가 체성감각 피질을 활성화하여 균형감을 높이기 때문이다. 나아가, 의식적인 방향성 수련은 불필요한 습관을 억제하고inhibition 감각-운동 회로를 정교하게 다듬어[14], 효율적인 움직임과 운동 성과 향상으로 이어진다.

결론적으로 AT 수련은 척추 정렬을 매개로 몸과 뇌의 협업을 조율하며, 일상적 균형과 웰빙을 자연스럽게 확장한다. 이는 몸이 바람을 품듯 유연하게 열리는 과정이며, 중심축의 발견을 일상의 조화로 이어 주는 실천이다.

지시어 학습 노트

이 장은 하체를 중심으로 신체의 정렬 기반을 재정립하여, 중심축 인식과 환경 적응력을 회복하는 과정을 다룬다. D16-D17-D18의 선형 연계는 골반-무릎-발 간 정렬 경로를 구성하고, D24와 D29는 상체 확장과 중심축 안정성을 신경계 조절 하에 통합한다.

[D18]: 발뒤꿈치는 지면과 접촉한다

정의

발뒤꿈치는 지면과 접촉한다[D18]는 지시어는 발뒤꿈치뼈인 종골calcaneus 이 지면과 부드럽고 안정적으로 맞닿는 상태를 유지하도록 유도한다. 이는 체중을 발의 후방 지지축을 따라 분산시키고, 지면 반작용력을 효율적으로 수용하도록 돕는다.

사용 목적

체중을 발뒤꿈치 중심에 균등 분산하여 무릎 굽힘 · 전방 쏠림 방지하고 하체-상체 지지축 정렬 기반 구축하며 보행, 서기, 앉기 동작에서 후방 안정성과 추진력 확보한다.

흔한 오용

발뒤꿈치에만 체중을 실어 전족부 기능 차단 무릎을 과도히 펴며 종골 접촉을 강제로 유도, "지면에 닿는다."는 감각 정보에만 집중해 정렬 기능 상실한다.

실습 루틴

① 준비 관찰: 맨발로 서서 발뒤꿈치 접지 상태를 감각과 시각으로 관찰한다.
② 기본 방향 인지: 발뒤꿈치는 지면과 접촉한다[D18]한다는 선언을 반복하며 체중 흐름을 추적한다.

　　　　　　　　　알렉산더 테크닉: 정렬하는 몸, 변화하는 삶

③ 통합 탐색: 무릎은 대퇴골 앞쪽을 향한다[D17], 골반은 대퇴골 위에 놓인다[D16]와 연동한다.

④ 전후 비교: 걷거나 앉는 전후 접지 감각 비교 및 피드백 기록한다.

⑤ 일상 적용: 혼잡한 환경에서도 발뒤꿈치 접지를 유지하며 균형을 관찰한다.

해부학 · 과학적 근거

발뒤꿈치 뼈인 종골은 우리 몸을 지탱하는 기초 지지점으로[10], 이 지점이 안정되면 힘이 척추까지 효율적으로 전달되어 골반과 허리의 안정성을 높인다[13]. 뇌는 발바닥의 고유수용성 감각과 귀 안쪽 전정계의 평형감각 정보를 통합하여 실시간으로 균형을 잡고[4], 전전두 피질의 통제를 통해 불필요한 긴장 습관을 억제하며[14] 안정된 정렬을 새로운 습관으로 저장한다[19]. 이처럼 발뒤꿈치의 안정된 접촉에서 시작되는 전신 정렬의 효과는 여러 임상 연구를 통해 입증된다. AT 수련은 만성 요통을 줄이고[7] 자동적인 자세 조절 능력을 향상시킬 뿐만 아니라[2], 안정된 신체 기반을 통해 자율신경계의 균형을 회복시켜 정서적 평온을 가져오는 데도 기여한다[5, 25].

[D17]: 무릎은 대퇴골 앞쪽을 향한다

정의

무릎은 대퇴골 앞쪽을 향한다[D17]는 지시어는 슬개골patella이 대퇴골 전면을 따라 정렬되도록 설정한다. 이는 고관절-슬관절-발목 사이의 선형 정렬을 유도하여 하지 전체의 운동 사슬을 안정화한다.

사용 목적

슬관절 측부 스트레스 완화하고 보행 및 착지 시 관절 정렬 유지하며 고관절, 발목과의 연계성 강화로 기능적 움직임 지원한다.

흔한 오용

무릎을 내밀거나 굽혀 대퇴골-경골 축 왜곡하거나 회전 자세에서 고관절 및 발목의 정렬 무시 또는 무릎 고정으로 주변 인대 긴장 유발한다.

실습 루틴

① 준비 관찰: 바르게 선 자세에서 슬개골이 정면을 향하는지 관찰한다.

② 기본 방향 인지: **무릎은 대퇴골 앞쪽을 향한다**[D17]를 반복하며 선형 정렬을 감지한다.

③ 통합 탐색: **골반은 대퇴골 위에 놓인다**[D16], **발뒤꿈치는 지면과 접촉한다**[D18]과 같은 지시어와 함께 적용하여 하체 전체의 통합 정렬을 탐색한다.

④ 일상 적용: 의자에 앉거나 걷기 전후의 무릎 정렬 상태와 하중이 전달되는 흐름을 관찰한다.

해부학 · 과학적 근거

무릎 정렬은 고관절의 회전근, 내전근, 슬괵근군의 협응에 의존하며, 비대칭 정렬은 신체 전체 운동 사슬을 왜곡한다[13]. 정면 정렬은 전정계-두정엽 기반의 공간 인식과 전운동 피질의 계획 체계에 안정성을 부여하

알렉산더 테크닉: 정렬하는 몸, 변화하는 삶

며, 슬개골-대퇴골 선형 정렬은 근방추 피드백 루프를 최적화해 에너지 효율을 높인다[2].

[D24]: 척추는 호흡과 함께 위로 열린다

정의
척추는 호흡과 함께 위로 열린다[D24]는 지시어는 호흡 주기(흡기-호기)에 따라 척추가 위쪽으로 길어지고 공간이 확장되도록 유도하는 구조적 조절 방식이다. 의식적 호흡 조절 없이, 척추의 자동적 적응력을 활용한다.

사용 목적
호흡과 척추 정렬의 기능적 통합하고 횡격막, 늑간근 등 호흡근의 자유로운 작동 유도하며 흉추 및 요추 압박 완화, 상체 유연성 향상시킨다.

흔한 오용
척추를 인위적으로 늘리려 하여 긴장 유발한다. '호흡을 통해 척추를 움직인다'는 이미지 중심 접근을 한다. 호흡을 과도히 의식하여 자동 호흡 패턴을 방해한다.

실습 루틴
① 준비 관찰: 앉거나 서서 편안히 호흡하며 척추 길이 변화를 감지한다.
② 기본 방향 인지: 척추는 호흡과 함께 위로 열린다[D24]를 반복하며 과도한 개입 없이 척추 확장을 의식한다.

③ 통합 탐색: 흉추는 뒤로 위로 확장된다[D05], 등은 넓어지고 길어진다[D06] 와 통합하여 상체 확장 루틴을 구성한다.

④ 일상 적용: 말하기, 노래, 걷기 시 호흡과 척추의 통합 유지 상태를 관찰한다.

해부학·과학적 근거

호흡은 횡격막과 늑간근의 리듬적 수축·이완에 의해 이루어지며, 흉추의 정렬은 늑골의 가동성에 직접 영향을 받는다. 호흡 시 척추 신전은 폐의 확장 방향과 일치하며, 이때 정렬 상태가 척수 하중을 분산시킨다[13]. 안정된 척추 정렬은 자율신경계의 균형을 촉진하며, 이는 편안한 호흡 리듬을 유도하는 기반이 된다[23].

[D29]: 중심축은 중력선 위에 안정된다

정의

중심축은 중력선 위에 안정된다[D29]는 선언은 신체의 종축(정수리~발까지)이 중력 방향과 정렬되도록 유지하며, 내재적 균형 지점과 공간 내 위치 감각을 최적화한다. 이 지시어는 중력에 저항하지 않고 적응적으로 지지 구조를 조정하는 데 중점을 둔다.

사용 목적

정적 자세에서 불필요한 근긴장 제거하고 동적 움직임 중 축 정렬 유지로 에너지 효율 향상시키며 중심 지각 능력 향상 및 동요 억제한다.

흔한 오용

중력선을 단순히 똑바로 서는 것으로 오해해 상체 긴장 유발하거나 중심축을 척추 전체가 아닌 특정 부위(예: 요추)로 제한하여 불균형 유발한다.

실습 루틴

① 준비 관찰: 거울 앞에서 무릎, 골반, 흉곽, 머리의 수직선상 위치를 관찰한다. 호흡에 따라 척추의 미세한 길이 변화와 중심축의 안정감을 감지한다.

② 기본 방향: 중심축은 중력선 위에 안정된다[D29]를 반복하며 각 관절의 중력선 상 지지 여부를 인식한다. 각 관절(무릎, 골반, 흉곽, 머리)이 중력선 위에서 안정적으로 지지되는지 점검하며, 불필요한 근육 긴장을 최소화한다.

③ 통합 탐색: 척추 중심축이 위로 정렬된다[D01], 골반은 대퇴골 위에 놓인다[D16]와 함께 지지축 점검 루틴을 구성한다.

④ 일상 적용: 일상 활동(걷기, 앉기, 말하기 등) 중 중심축은 중력선 위에 안정된다[D29]를 상기하며, 동적 움직임에서도 축 정렬과 어너지 효율을 유지한다. 특히, 움직임 중 불필요한 상체 긴장이나 특정 부위(예: 요추)에 치우친 정렬을 피하고, 전신의 균형을 관찰한다.

해부학 · 과학적 근거

인체의 정렬은 정수리-천골-발바닥 선을 기준으로 한 중력선과의 일치하는지에 따라 결정된다. 정렬된 중심축은 척수 신경전달 효율, 두정엽의 위치 감각 처리, 전정-척수계 반응 안정성에 기여한다[4]. 중추신경계는 미세한 중심 변화도 실시간으로 감지하여 조절하며, 이러한 자동적인 자세 조절 능력은 AT 수련을 통해 향상될 수 있다[2].

하체 정렬과 중심축 확립을 위한 통합 실습

먼저 발뒤꿈치는 지면과 접촉한다[D18]는 지시어를 통해 종골의 안정적 접촉을 확보한다. 이는 체중을 발의 후방으로 분산시키고, 지면 반작용력의 안정적 수용을 통해 중심축의 기초를 형성한다. 이어 무릎은 대퇴골 앞쪽을 향한다[D17]는 지시어로 고관절, 슬관절, 발목의 선형 정렬을 정비한다. 이를 통해 하지 지지 구조의 일관성을 강화한다. 이 기반 위에 척추는 호흡과 함께 위로 열린다[D24]를 적용한다. 그러면 흉곽과 척추가 호흡 리듬에 따라 위로 확장되며 상체의 동적 정렬 안정성이 회복된다. 마지막으로 중심축은 중력선 위에 안정된다[D29]를 선언한다.

이를 통해 머리부터 발까지의 종축이 중력 방향과 조화롭게 일치하며, 공간 내 균형 감각과 신경계의 준비 상태가 통합된다. 결론적으로 이 네 가지 디렉션은 하체, 중심, 상체를 관통하는 일관된 정렬 흐름을 구성한다. 이는 알렉산더 테크닉 수련자가 감각의 오해를 넘어, 구조에 기반한 중심축을 재정립하도록 안내하는 과정이다.

요약 | 감각 오류를 넘어선 몸의 중심

제2장은 감각 오류로 왜곡된 자세 인식을 구조적 정렬을 통해 회복하는 과정을 다룬다. 궁극적으로 중심축에 기반한 자기조절을 실현하는 것이 목표이다. 알렉산더 테크닉AT은 발뒤꿈치는 지면과 접촉한다[D18]와 무릎은 대퇴골 앞쪽을 향한다[D17]와 같은 하체 정렬 디렉션을 통해, 척추 중심축

과 전신 균형의 자동 조절 기반을 구축한다. 이는 두정엽, 소뇌, 전운동 피질, 체성감각 피질의 협응으로 감각-운동 루프를 정교화한다[2, 4, 18]. 정렬된 하체는 상체의 과도한 긴장을 해소하며, 구조적 안정성, 정서적 평온, 몰입 상태를 동시에 가능하게 한다. 결론적으로 AT는 단순한 자세 교정을 넘어 신체 사용에 대한 의식적 전환을 이끌어낸다. 이는 일상 속에서 몸과 환경의 조화를 실천적으로 구현하는 과정이다.

제3장

자제와 동적 자기조절

"Inhibition is the first step in conscious control."
— F. M. Alexander, 『The Use of the Self』, 1932[1]

자제의 미학: 멈춤 속에서 방향을 되찾는 몸과 마음

지하철 도착을 알리는 경고음이 플랫폼의 혼잡한 공기를 날카롭게 갈랐다. 열차가 들어오자, 인파는 하나의 거대한 파도처럼 출입문을 향해 움직이기 시작했다. 바로 그 순간, 등 뒤에서 거친 힘이 나를 떠밀었다. 과거의 나라면, 이 갑작스러운 자극에 나 역시 하나의 물결이 되어 앞으로 고꾸라지듯 휩쓸려 들어갔을 것이다. 몸을 잔뜩 움츠리고, 목은 돌처럼 경직되며, 어떻게든 밀려나지 않으려는 필사적인 긴장 속에서. 하지만 이번에는 달랐다. 몸을 앞으로 던지는 대신, 나는 그 자리에 뿌리내렸다. 등 뒤의 압력을 온전히 느끼면서도, 그 힘에 즉각적으로 반응하지 않기로 선택했다.

알렉산더 테크닉: 정렬하는 몸, 변화하는 삶

이것이 바로 알렉산더 테크닉AT에서 말하는 '자제Inhibition'의 시작이다. 그것은 단순히 움직임을 멈추는 정지가 아니다. 고요히 멈춰 서서, 나를 덮치는 자극과 나의 반응 사이에 의식적인 공간을 만들어내는, 고도의 정교한 과정이다. 나는 내면으로 질문을 던졌다. 지지 없이 움직이려 하고 있는가?[D32] 이 질문 하나가, 앞으로 쏠리려던 몸의 충동에 강력한 브레이크를 걸었다. 움직임을 시작하지 않고 준비하고 있는가?[D34]라는 자문은, 휩쓸리는 대신 나의 중심을 먼저 바로 세우는 '준비 상태'로 나를 이끌었다.

자제는 이처럼 자동적이고 무의식적인 반응을 잠시 유예함으로써 의식적인 선택의 가능성을 활짝 열어 주고, 변화하는 환경에 유연하게 조응하도록 이끄는 알렉산더 테크닉의 핵심 원리이다. Aron 등의 연구는 전전두엽의 억제 기능이 자제 메커니즘의 핵심이라고 밝혔으며[14], Cacciatore 등의 연구는 AT 수련이 불필요한 자세 경직을 줄이고 자동적인 자세 조절 능력을 향상시킨다고 보고한다[2].

자제의 신경학적 메커니즘: 비의도적 조절의 뇌 과학

비의도적 자제는 전전두엽(의사결정 및 충동 억제), 기저핵(습관적 반응의 수정), 소뇌(운동 타이밍과 정밀 조정)의 유기적인 협업을 통해 구현된다[14, 19, 18]. 이 신경망의 협업은 몸과 마음이 환경 변화에 유연하게 대처하는 신경학적 기반을 제공한다. 지시어 지금 구조가 무너지고 있는가?[D31]는 전전두엽의 억제 회로를 활성화하여 무의식적 충동에 앞서 신체 지지 기반을 점검하도록 유도한다. 이때 몸감각피질은 발골반척추의 정렬 상태를 평가하며, 부교감신경계의 작동을 통해 호흡과 심박수를 안정시킨다.

이어지는 지시어 감각이 아닌 구조를 기준 삼고 있는가?[D36]는 소뇌의 균형 조절 회로를 미세하게 활성화하여 신체 전반의 고유수용감각을 향상시키고, 경직된 부위의 과긴장을 해소하도록 돕는다. 이는 감각 오류 대신 구조에 기반한 정렬을 기준으로 움직임을 조율하도록 유도하며, 후두엽의 시각 정보, 두정엽의 공간 지도, 전전두엽의 판단 회로를 통합적으로 작동시킨다[3, 4]. 2018년 Khalsa 등의 연구에 따르면 체성 내감각 훈련은 전전두엽과 섬엽의 연결성을 높이고 정서적 안정성을 강화한다 보고한다[27]. 결국 알렉산더 테크닉의 실천은 단순한 신체 제어를 넘어, 감정 조절과 환경 적응력을 통합적으로 증진시키는 과정이다.

생체역학적 조화의 원리 : 멈춤 속에서 찾는 몸의 평형

동적 자기 조절은 척추 중심축의 정렬을 기반으로 형성된다. 지시어 지금 구조가 무너지고 있는가?[D31]는 움직임 이전에 신체의 지지 기반을 점검하게 하며, 골반과 하체의 안정성을 확보하고 척추 중심축의 정렬을 강화한다. 이어지는 감각이 아닌 구조를 기준 삼고 있는가?[D36]는 고정된 자세를 유연하게 해석하도록 유도하며, 척추와 고관절의 긴장을 완화하고 체중의 균형 분배를 회복한다. Schmahmann 등(2019)은 소뇌와 전전두엽의 협응이 균형 조절과 정서적 안정성 향상에 결정적 역할을 한다고 보고한다[22]. 이 협응 구조는 신경가소성의 원리에 따라 반복 학습을 통해 자기 조절 능력을 강화하며, 충동적 반응 대신 맥락에 맞는 유연한 선택을 가능하게 한다[14].

결국 알렉산더 테크닉AT은 정교하게 조율된 신체정신 상태를 일상 속에 정착시키는 학습이다. 몸은 외부 자극에 즉각 반응하는 대신, 중심축에 정렬된 채 잠시 멈추고 방향을 재설정한다. 그 결과 학습자는 심리적 웰빙과 정서적 평온을 체험하며, 자기 조절의 본질을 구조적·신경학적으로 체화한다[16].

지시어 학습 노트

다음은 제3장의 자제와 동적 자기 조절을 실천적으로 구현하는 지시어이다.

[D31]: 지금 구조가 무너지고 있는가?

정의

지금 구조가 무너지고 있는가?[D31]는 지시어는 동작을 시작하기 전에 신체의 지지 기반(예: 발, 골반, 척추)을 점검하고, 불안정한 상태에서 움직이려는 충동을 억제하도록 유도하는 지시어이다.

사용 목적

충동적인 움직임을 시작하기 전에 멈추는 능력을 기른다. 움직임의 기반이 되는 신체의 안정성을 스스로 평가한다. 골반과 척추를 중심으로 한 신체 중심축을 강화한다.

흔한 오용

지지 점검을 생각으로만 처리한다. 과도한 억제로 동작의 자연스러운 흐름을 방해한다.

실습 루틴

① 걸음을 내딛기 직전, 지금 구조가 무너지고 있는가?[D31]라고 자문하며 발과 골반의 지지 상태를 관찰한다.

② 이를 통해 충동적인 움직임을 억제하고, 척추 중심축과 하체의 안정성을 먼저 인지한다.

③ 감각이 아닌 구조를 기준 삼고 있는가?[D36]와 연동하여 지지력과 유연성을 통합적으로 탐색한다.

해부학 · 과학적 근거

전전두엽은 충동적 행동을 억제하고[15], 몸감각피질은 신체의 지지 상태에 대한 정보를 제공하며, 소뇌는 이를 바탕으로 균형과 타이밍을 정교하게 조절한다[18].

[D34]: 움직임을 시작하지 않고 준비하고 있는가?

정의

움직임을 시작하지 않고 준비하고 있는가?[D34]는 지시어는 동작을 즉시 실행하려는 충동을 유예하고, 신체가 정렬된 준비 상태Poise에 있는지 확인하는 질문이다. 이는 자제inhibition 원리를 실천적으로 구현하며, 무의식적 반응 패턴을 의식적으로 멈추고 대체 방향성을 탐색하는 데 초점을 둔다.

사용 목적

자동 반응을 억제하고, 의식적 준비 상태를 유도한다. 동작 전 구조적 정렬과 방향성을 설정할 시간을 확보한다. 감정적 충동이나 환경 자극에 휩쓸리지 않고, 유연한 대응을 가능하게 한다. 지속 학습을 통해 신경가소성을 통해 자동화된 자제 능력을 체화한다.

흔한 오용

움직임을 완전히 멈추는 "정지"로 오해하여, 동작 자체를 피한다. 준비 상태를 "기다림"으로 착각하여 과도한 긴장이나 지연을 유발한다. 질문에 대한 답을 생각으로만 처리하여, 실제 신체 정렬 점검이 생략된다.

실습 루틴

① 준비 상태 자문: 일상 동작(예: 문 열기, 전화 받기)을 시작하기 전, 움직임을 시작하지 않고 준비하고 있는가?[D34]를 2~3회 자문한다.

② 정렬 상태 인지: 이때 척추 중심축이 위로 정렬된다[D01]와 함께 신체 안정성을 점검하고, 반응 전에 방향을 설정하고 있는가?[D33]와 연계하여 준비 상태를 확인한다.

③ 동적 적용: 동작을 시작한 후에도 정렬이 유지되는지 관찰하며, 환경 변화(예: 갑작스러운 소음)에 적용한다.

해부학 · 과학적 근거

준비 상태는 전전두엽의 억제 회로를 활성화하여 기저핵의 자동 반응을 지연시킨다[14, 19]. 소뇌는 움직임 타이밍을 조정하며, 몸감각피질은 신체 위치를 재평가한다. 이 과정은 신경가소성을 통해 자제 회로를 강화하며, 감정 조절과 창의적 대응을 촉진한다[25]. Cacciatore 등(2020)의 연구에 따르면, AT의 자제 학습은 근긴장 완화와 자세 안정성을 개선하며, 이는 전전두엽기저핵 협업에 기반한다[3].

[D33]: 반응 전에 방향을 설정하고 있는가?

정의

반응 전에 방향을 설정하고 있는가?[D33]는 학습자가 외부 자극에 대한 즉각적인 반응을 억제하고, 의식적으로 구조적 방향성을 설정하도록 유도하는 메타인지 질문형 지시어이다. 이는 충동적 행동을 차단하고, 신체의 정렬과 환경과의 조화를 기반으로 반응을 준비한다.

사용 목적

자동 반응을 억제하고 의식적 방향성을 설정한다. 전전두엽의 억제 회로를 활성화하여 자기 조절 능력을 강화한다. 동작 전 신체와 환경의 통합적 준비 상태를 확보한다.

흔한 오용

즉각적으로 동작을 시작하여 방향성 설정을 생략한다. 감각적 판단(예: "편안함")에 의존하여 구조적 기준을 무시한다. 과도한 의식적 통제로 움직임의 자연스러움을 저해한다.

실습 루틴

① 동작 전 자문: 걷기, 물건 잡기 등 일상 동작 전에 반응 전에 방향을 설정하고 있는가?[D33]를 2~3회 자문하며 충동적 반응을 억제한다

② 정렬 연계: 척추 중심축이 위로 정렬된다[D01]를 선언하여 신체의 구조적 기반을 설정한다.

③ 방향성 관찰: 방향을 주고 있는가, 끌려가고 있는가?[D38]와 연계하여, 동작이 구조적 방향성에 기반하는지 확인한다.

④ 환경 통합: 전신은 환경과 함께 리듬을 유지한다[D28]를 적용하여, 환경 자극과의 조화를 탐색한다.

해부학 · 과학적 근거

반응 전 방향성 설정은 전전두엽과 전대상피질의 억제 회로를 활성화하여 충동적 반응을 차단한다[14]. 이는 부교감신경계를 통해 정서적 안정성을 지원하며[23], 신경가소성을 통해 새로운 반응 패턴을 체화한다[19]. 소뇌는 방향성 설정 과정에서 리듬과 균형을 조절하여, 신체와 환경의 통합적 반응을 촉진한다[18].

[D36]: 감각이 아닌 구조를 기준 삼고 있는가?

정의

감각이 아닌 구조를 기준 삼고 있는가?[D36]는 지시어는 신체의 특정 부위를 경직시키거나 고정하려는 습관을 점검하고, 유연한 정렬 상태를 유지하도록 유도하는 지시어이다.

사용 목적

특정 부위를 경직시켜 자세를 유지하려는 습관을 억제한다. 균형 조절 능력을 더 정밀하게 다듬는다. 신체 위치와 움직임에 대한 고유수용감각을 향상시킨다.

흔한 오용

유연성을 생각으로만 처리한다. 과도한 이완으로 구조적 안정성을 해친다.

실습 루틴

① 상태 점검: 서 있는 동안 감각이 아닌 구조를 기준 삼고 있는가?[D36]를 되뇌며 목과 어깨의 경직을 관찰한다.

② 경직 완화: 척추 중심축과 팔다리의 유연성을 의식하며 고정된 자세를 완화한다.

③ 통합 탐색: 지금 구조가 무너지고 있는가?[D31]와 연동하여 지지와 유연성을 통합적으로 탐색한다.

해부학·과학적 근거

전전두엽의 억제 회로는 감각에만 의존해 자세를 경직시키는 습관을 억제하도록 돕는다[14]. 대신, 소뇌와 몸감각피질이 협업하여 신체의 구조적 관계를 기준으로 균형을 미세하게 조절하도록 유도한다[18]. 이러한 신경가소성의 원리는 반복 학습을 통해 유연한 행동 패턴을 몸에 익히게 한다[3].

자제의 기술을 구현하는 정렬 루틴

움직이기 전, 지금 구조가 무너지고 있는가?^{D31}라고 자문하며 척추 중심축과 골반의 지지 상태를 관찰한다. 구조적 안정성이 확인되면 지지 없이 움직이려 하고 있는가?^{D32}를 통해, 발다리골반의 하중 분산이 적절한지 인식한다. 이어서 움직임을 시작하지 않고 준비하고 있는가?^{D34}는 지시어로 상체의 정렬, 호흡, 주의 상태를 정돈하며 운동 준비를 촉진한다. 움직임 도중에는 위치를 고정하려 하지 않는가?^{D35}를 떠올려 경직을 완화하고, 신체의 균형 조정 회로를 활성화한다. 마지막으로 감각이 아닌 구조를 기준 삼고 있는가?^{D36}를 선언하며 감각 오류를 억제하고, 뼈와 관절의 정렬을 해부학적 기준에 따라 재조정한다.

D31은 안정성을 자각해 구조를 점검하고, D35는 유연성을 억제해 고정을 피하며, D36은 기준을 전환해 감각 오류를 넘어선다. 이 차이는 뇌의 다른 영역(균형, 습관 억제, 메타인지)을 사용해 의식을 섬세하게 차별화한다. 이 일련의 디렉션 순환은 자동 반응을 유예하고, 신체와 마음을 정돈된 준비 상태로 되돌리는 핵심적인 실천이다.

요약 | 자제는 구조를 기반으로 한 선택이다

자제란 단순한 멈춤이 아니다. 이는 자동적인 충동을 일시적으로 유예하고, 구조적 기준 위에서 새로운 방향을 선택하는 능동적인 과정이다. 이 장은 전전두엽과 소뇌, 기저핵이 협응하는 억제 회로와, 감각 오류를 정렬 정보로 대체하는 체계적 전략을 탐구했다[14, 19, 18]. 이 장에서 제시된 자기 점검과 반응 억제에 관한 핵심 디렉션들은 이러한 신경적, 구조적 자제를 실천하게 만드는 구체적인 수단이다. 결국 자제는 움직임을 멈추는 행위가 아니다. 이는 정렬된 준비 상태Poise에서 의미 있는 반응을 선택하도록 몸과 뇌를 함께 조율하는 실천적 선택이다.

알렉산더 테크닉: 정렬하는 몸, 변화하는 삶

제4장

자기 사용과 조화로운 삶

"People do not decide their futures, they decide their habits

and their habits decide their futures."

— F. M. Alexander, 『Man's Supreme Inheritance』, 1910[1]

습관의 춤: 몸과 환경이 대화할 때 일어나는 일

흐릿한 조명이 감도는 작은 카페 한구석, 그는 노트북 화면 속에서 쉴 새 없이 쏟아지는 메일 더미와 씨름하고 있었다. 화면에서 뿜어져 나오는 일의 압박감은 좁은 의자가 옥죄는 몸의 긴장과 귓가를 파고드는 낯선 이들의 소음과 뒤섞여, 하나의 거대한 압력으로 그를 짓눌렀다. 그의 머리는 화면 속으로 빨려 들어갈 듯 앞으로 빠져 있었고, 어깨는 거대한 자석에 이끌리듯 힘없이 귀 가까이 끌려 올라왔다. 이것이 그의 '자기 사용 self-use' 방식이었다. 목표를 위해 몸을 도구처럼, 혹은 희생양처럼 사용하는 것. 그러다 문득, 목덜미에서 찌릿하고 아픈 신호가 느껴졌다. 그는 하던 일을 멈추고 고개를 들었다. 그리고 비로소 알아차렸다. 자신이 얼마나 몸을 형편없이 사용하고 있었는지를. 알렉산더 테크닉AT은 바로 이 알아차림의 순간에서 시작된다. 몸을 '사용'하는 방식을 근본적으로 재설정하는 것. 그는 잠시 눈을 감고, 내면의 방향키를 다시 잡았다.

척추 중심축이 위로 정렬된다[D01]는 생각을 떠올리자, 구부정했던 등이 펴지며 의자에 닿는 엉덩이의 감각이 선명해졌다. **감각이 아닌 구조를 기준삼고 있는가?**[D36]라는 질문은, '빨리 끝내야 한다'는 조급한 감각에서 벗어나 몸의 객관적인 상태를 바라보게 했다. 다시 눈을 떴을 때, 세상은 달라져 있었다. 그는 여전히 같은 자리에서 같은 일을 하고 있었지만, 더 이상 일의 노예가 아니었다. 정렬된 몸 안에서, 그는 비로소 조화롭게 일하고, 쉬고, 존재했다. 움직임 중에도 정렬이 유지되었다[D27].

이 장을 열며 잠시 자신에게 질문해 본다. "나는 지금, 이 순간, 나 자신을 어떻게 사용하고 있는가?" 이 질문을 깊이 품은 채, 우리는 자기 사용의 원리를 확장하며 환경과의 유연하고 생동감 넘치는 대화를 되살리는 학습의 길로 들어선다.

자기 사용의 신경학적 메커니즘: 뇌와 몸의 협업을 통한 자기 조율

자기 사용은 전전두엽(의사결정 및 충동 억제), 소뇌(리듬과 균형 조율), 몸감각피질(신체 위치 감지)의 협업에 기반한 신경망으로 작동한다. 전전두엽은 자동 반응을 억제하여 선택적 반응을 설계하고, 소뇌는 정밀한 타이밍과 움직임을 조율하며, 몸감각피질은 신체의 공간 인식을 통해 균형을 유지한다. 이 통합 과정은 반복 학습을 통해 신경가소성으로 몸에 익혀지며, 새로운 습관과 행동 패턴을 구성한다[19].

척추 중심축이 위로 정렬된다[D01]를 의도하면 몸감각피질과 전전두엽이 정렬과 수축 억제를 조율하고, 감각이 아닌 구조를 기준 삼고 있는가?[D36]는 두정엽의 공간 통합을 통해 환경과의 상호작용을 유도한다. 연구에 따르면 전전두엽의 억제 기능은 자기 사용의 핵심이며[14], 신체 정렬은 인지정서적 조절에 영향을 미친다[3]. 이처럼 신체 사용의 섬세한 조정은 일상적 긴장을 인식하고 해소하는 능력을 키우며, 환경과 조화롭게 소통하는 기반이 된다.

생체역학적 조화의 원리: 중력과 함께 흐르는 몸의 균형

생체역학적 조화는 신체의 구조와 움직임이 중력 및 환경과 유기적으로 균형을 이루는 과정이며, 조화로운 삶의 필수 조건이다. 척추 중심축이 위로 정렬된다[D01]는 지시어는 몸감각피질을 활성화하여 신체 정렬 상태를 동적으로 유지하게 하고, 소뇌는 중심 이동을 조율함으로써 중력에 대한 적응성과 균형을 증진시킨다. 또한 감각이 아닌 구조를 기준 삼고 있는가?[D36]는 두정엽의 공간 통합 기능을 자극해 신체환경 관계를 세밀하게 조율하며[4], 나아가 부교감신경계를 통해 심박과 호흡을 안정시켜 정서적 평온까지 유도한다[23]. 그리고 말하지 않고 방향을 허용하고 있는가?[D40]는 언어적 명령 없이도 방향성과 정렬이 유지되는지를 점검하게 하여, 자기 사용이 의식적 지시의 반복을 넘어 자동화된 상태로 진입하는 전환점을 나타낸다.

지시어 학습 노트

다음은 제4장의 자기 사용과 조화로운 삶을 실천적으로 구현하는 지시어이다.

[D01]: 척추 중심축이 위로 정렬된다(참조: 제1부 제1장)

정의

척추 중심축이 위로 정렬된다[D01]는 지시어는 머리뼈에서 엉치뼈까지의 수직 정렬을 통해 중력선 상의 안정성을 확보한다.

사용 목적

신체 긴장을 최소화하고 중심 유지 능력을 향상시킨다. 전신 통합을 지원한다.

흔한 오용

척추를 억지로 세우려다 긴장을 유발한다. 정렬을 감각적 느낌에만 의존한다.

실습 루틴

① 정적 정렬: 척추 중심축이 위로 정렬된다[D01]를 3회 반복하며 머리에서 엉치뼈까지의 수직선을 인식한다.

② 기준 점검: 감각이 아닌 구조를 기준 삼고 있는가?[D36]와 함께 정렬 상태를 관찰한다.

③ 동적 유지: 움직임 중에도 정렬이 유지된다[D27]를 적용해 동적 상황에서 정렬을 유지한다.

해부학 · 과학적 근거

척추 중심축 정렬은 중력선 상의 안정성을 확보하며, 신체의 자연스러운 곡선을 유지한다. 이는 척수 신경 전달 효율을 높이고, 몸감각피질과 소뇌가 공간적 균형을 조절하는 데 기여한다[4, 18].

[D36]: 감각이 아닌 구조를 기준 삼고 있는가?(참조: 제2부 제3장)

정의

감각이 아닌 구조를 기준 삼고 있는가?[D36]는 지시어는 신체의 주관적 감각(예: 긴장, 편안함)에 의존하지 않고, 척추골반팔다리의 해부학적 정렬을 점검하여 구조적 기준을 우선시하는 것을 의미한다. 이는 감각 왜곡(예: 습관적 긴장이 익숙하게 느껴지는 오류)을 억제하고, 중립 정렬을 통해 효율적이고 조화로운 움직임을 유도한다.

사용 목적

자기 성찰적 조절을 통해 습관적 감각 의존을 줄이고, 구조적 정렬을 기반으로 효율적인 움직임을 유도한다. 척추-골반-팔다리의 중립 정렬을 강화하여 허리 통증이나 관절 부담을 예방한다. 환경 변화에 적응 가능한 동적 자세를 유지한다.

흔한 오용

구조 점검을 주관적 감각(예: "편안함" 또는 "올바른 느낌")으로 대체하여 정렬 왜곡을 간과한다. 과도한 의식적 점검으로 움직임의 자연스러움을 해치거나 근육 경직을 유발한다. 특정 부위(예: 어깨, 골반)에만 집중하여 전신의 통합적 정렬을 무시한다.

실습 루틴

① 기본 방향 자문: 앉거나 선 자세에서 감각이 아닌 구조를 기준 삼고 있는가?[D36]를 2-3회 자문하며, 척추와 골반의 정렬을 관찰한다.

② 세부 구조 인지: 전상장골극과 치골결합이 수직면에 위치하는지, 어깨가 흉곽 위에 자유롭게 놓여 있는지 확인한다.

③ 통합 탐색: 호흡하는 동안 신체가 안정적으로 유지되는지 관찰하며, 척추 중심축이 위로 정렬된다[D01]와 연계하여 전신의 구조적 기준을 강화한다.

④ 동적 적용: 걷거나 환경 변화(예: 고르지 않은 지면) 속에서 정렬이 유지되는지 확인한다.

해부학 · 과학적 근거

구조적 점검은 척추-골반-팔다리의 해부학적 정렬을 우선시하며, 비구-대퇴골두 관계와 요추의 자연스러운 전만을 유지한다[10, 13]. 고유수용성 감각은 근방추와 골지힘줄기관을 통해 신체 부위의 위치를 감지하며, 두정엽은 이 정보를 통합하여 신체 도식body schema을 형성한다[4]. 전전두피질은 습관적 감각 왜곡(예: 잘못된 자세가 익숙하게 느껴지는 오류)을 억제하여 중립 정렬을 촉진한다[14]. 기저핵과 소뇌는 반복적 연습을 통해 정렬 패턴을 자동화하며, 신경가소성을 통해 유연한 행동 패턴을 체화한다[18, 19]. 이 과정은 허리 통증을 줄이고[7], 자세 유지 능력을 향상시키며[2], 자율신경계를 안정화하여 감정적 긴장을 완화한다[5, 25].

[D27]: 움직임 중에도 정렬이 유지된다

정의
움직임 중에도 정렬이 유지된다[D27]는 지시어는 정지 상태뿐 아니라 동적 움직임(예: 걷기, 앉기) 중에도 척추-골반-팔다리의 해부학적 정렬이 지속적으로 유지되는지를 점검하는 선언형 지시어이다. 이는 중력선 위에서 신체의 중립 정렬을 유지하며, 불필요한 긴장 없이 자연스러운 움직임을 촉진한다.

사용 목적
동적 움직임 속에서 척추, 골반, 골, 다리의 중립 정렬을 훈련하여 안정성과 효율성을 강화한다. 동작 전환 시 습관적 긴장(예: 어깨 경직, 골반 기울임)을 최소화한다. 일상 활동에서 무의식적으로 정렬을 지속하여 자세 관련 부담과 통증을 예방한다.

흔한 오용
정렬을 '유지해야 한다'는 강박으로 근육(특히 승모근, 척추기립근)을 경직시킨다. 정렬 점검에 과도하게 집중하여 움직임의 자연스러운 리듬을 잃는다. 특정 부위(예: 척추)에만 초점을 맞춰 전신의 통합적 정렬을 무시한다.

실습 루틴

① 기본 방향 인지: 걷기, 앉기, 팔 뻗기 등 단순 동작 중 **움직임 중에도 정렬이 유지된다**[D27]를 2-3회 조용히 자문하며, 척추 중심축과 골반의 정렬을 관찰한다.

② 세부 구조 인지: 전상장골극과 치골결합이 수직면에 위치하고, 어깨가 흉곽 위에 자유롭게 놓여 있는지 확인한다.

③ 호흡과 관찰: 호흡하는 동안 신체가 안정적으로 유지되며 리듬을 잃지 않는지 관찰한다.

④ 통합 탐색: **척추 중심축이 위로 정렬된다**[D01], 감각이 아닌 구조를 기준 삼고 있는가?[D36]과 연계하여, 감각 대신 구조적 정렬을 우선하도록 의식의 초점을 전환한다.

⑤ 동적 적용: 고르지 않은 지면을 걷는 등 환경 변화 속에서 정렬이 어떻게 유지되는지 관찰한다.

해부학 · 과학적 근거

동적 정렬 유지는 척추, 골반, 팔다리가 중력선 위에서 중립적으로 정렬된 상태로, 비구-대퇴골두 관계와 요추의 자연스러운 전만을 유지한다[10, 13]. 고유수용성 감각은 근방추와 골지힘줄기관을 통해 신체 위치를 감지하며, 전정계는 중력에 대한 머리 방향을 추적하여 항중력 근육(예: 다열근, 척추기립근)을 조절한다[4]. 소뇌는 고유수용성과 전정 피드백을 통합하여 움직임의 타이밍과 협응을 조정하고[18], 기저핵은 자동화된 동작 선택을 통해 정렬을 유지한다[19]. 전전두 피질은 습관적 긴장(예: 어깨 으쓱)을 억제하여 동적 정렬을 촉진한다[14]. 임상 연구에 따르면, 동적 정렬 유지는 허리 통증을 감소시키고[7], 자세 안정성을 향상시키며[2], 자율신경계 안정화를 통해 감정적 긴장을 완화한다[5, 25].

[D40]: 말하지 않고 방향을 허용하고 있는가?

정의

말하지 않고 방향을 허용하고 있는가?[D40]는 지시어는 언어적 명령이나 의식적 지시 없이도 척추골반팔다리의 해부학적 정렬과 방향성이 자연스럽게 유지되는지를 점검하는 확인 문장이다. 이는 지시어는 신경계에 내재화되어 자동으로 작동하는 상태를 평가한다.

사용 목적

언어적 지시 없이도 구조적 정렬과 방향성이 지속되는지 확인하여 내재화 수준을 관찰한다. 동적 및 정적 움직임에서 방향성 유지의 자동화를 훈련하여 효율적 움직임을 강화한다. 구조 중심의 능동적 반응성을 회복하여 일상 활동에서 무의식적 정렬을 확보한다.

흔한 오용

지시어를 반복적으로 말하며 과도한 의식적 통제를 유지하여 자연스러운 움직임을 방해한다. 언어적 지시 없이 방향성을 유지하려다 척추골반 정렬이 무너지거나 경직된다. 특정 부위(예: 척추)에만 집중하여 전신의 통합적 방향성을 간과한다.

실습 루틴

① 기본 방향 자문: 앉거나 서서 말하지 않고 방향을 허용하고 있는가?[D40]를 2-3회 자문하며, 언어적 선언 없이 척추-골반-팔-다리의 정렬 유지를 시도한다.

② 세부 구조 관찰: 이때 전상장골극과 치골결합이 수직면에 위치하고, 어깨가 흉곽 위에 자유롭게 놓여 있는지 확인한다.

③ 내면화 탐색: 호흡하는 신체가 안정적으로 유지되며 방향성이 흐트러지지 않는지 관찰한다. 척추 중심축이 위로 정렬된다[D01], 움직임 중에도 정렬이 유지된다[D27]를 외적으로 말하지 않고 내면화된 상태로 유지한다.

④ 일상 적용: 걷기, 말하기, 물건 들기 등 일상 동작에서 언어적 지시 없이 지시어가 지속되는지 확인한다.

해부학 · 과학적 근거

지시 없는 방향성 유지는 척추-골반-팔다리의 해부학적 정렬이 신경계에 내재화되어 자동으로 유지되는 상태로, 비구-대퇴골두 관계와 요추의 자연스러운 전만을 포함한다[10, 13]. 고유수용성 감각은 근방추와 골지힘줄기관을 통해 신체 위치를 감지하며, 전정계는 중력에 대한 머리 방향을 추적하여 항중력 근육(예: 다열근, 척추기립근)을 조절한다[4]. 소뇌는 고유수용성과 전정 피드백을 통합하여 움직임의 타이밍과 협응을 조정하며[18], 기저핵은 반복적 연습을 통해 정렬 패턴을 자동화한다[19]. 전전두 피질은 언어적 명령과 의식적 통제를 억제하여 자동화된 회로로의 이관을 촉진하며, 신경가소성은 이 과정을 체화한다[14]. 임상 연구에 따르면, 자동화된 방향성 유지는 허리 통증을 줄이고[7], 자세 안정성을 향상시키며[2], 자율신경계를 안정화하여 감정적 긴장을 완화한다[5, 25].

통합 실습 : 자동성과 조화의 재조정 - 자기 사용의 회복

이 통합 실습은 자기 사용의 회복을 목표로, 네 가지 핵심 디렉션을 순환적으로 적용한다.

먼저 모든 움직임의 기반으로 **척추 중심축이 위로 정렬된다**[D01]를 통해 구조적 기준선을 설정한다. 이 과정 전반에 걸쳐, 학습자는 **감각이 아닌 구조를 기준 삼고 있는가?**[D36]라고 끊임없이 자문한다. 이는 편안함이라는 주관적 감각을 넘어, 해부학적 정렬이라는 객관적 기준으로 전환하는 핵심 원리이다.

설정된 정렬은 **움직임 중에도 정렬이 유지된다**[D27]는 지시어를 통해 동적인 상황으로 확장된다. 이는 정지 상태의 '자세'가 일상의 '움직임' 속에서 살아 있는 구조로 기능하도록 돕는다. 궁극적으로 학습자는 **말하지 않고 방향을 허용하고 있는가?**[D40]라는 질문을 통해, 의식적인 언어 명령 없이도 방향성이 내재화되었는지 관찰한다.

이는 정렬된 사용이 의식적 개입 단계(전전두 피질)를 넘어, 기저핵과 소뇌 중심의 자동 조절 회로로 이관되었음을 의미한다. 결론적으로 이 통합 루틴은 정렬 → 점검 → 유지 → 자동화의 순환을 통해, 의식적 훈련을 조화로운 자기 사용으로 재구성하는 핵심적인 실천이다.

요약 | 자기 사용, 조화로운 삶의 시작

제4장은 조화로운 삶이 결국 '자기 사용'의 문제임을 탐구한다. 이 장은 일상 속 습관적 긴장이 어떻게 신체와 환경의 대화를 단절시키는지 밝힌다. 반대로, 의식적 방향성이 어떻게 이 흐름을 복원하는지를 자기 사용의 관점에서 설명한다. 핵심은 척추 중심축을 바로 세우고[D01], 움직임 중에도 정렬을 유지하며[D27], 감각이 아닌 구조를 기준 삼고[D36], 마침내 지시 없이도 방향을 허용하는[D40] 통합적 실천이다. 이 과정은 단순한 자세 교정을 넘어선다. 이는 전전두엽, 소뇌, 몸감각피질의 협응을 통해 낡은 습관을 해체하고, 신경가소성을 기반으로 새로운 사용 패턴을 구축하는 신경학적 재조정이다[3, 14, 18, 19]. 결론적으로 이 장은 의식적인 '자기 사용'의 훈련이 어떻게 무의식적이고 조화로운 삶의 방식으로 전환되는지를 보여 준다.

　　　　　　　　　　　　　알렉산더 테크닉: 정렬하는 몸, 변화하는 삶

제5장

자동성과 조화의 재구성

"The greatest challenge is not to change what we do,
but to change how we do it." — F. M. Alexander,
『Constructive Conscious Control of the Individual』, 1923[17]

습관 너머의 방향 찾기: 자동성과 의식의 새로운 조화

텅 빈 연주홀, 그랜드 피아노 앞에 한 연주자가 앉아 있다. 그는 눈을 감고, 첫 음을 누르기 전의 그 고요한 침묵을 느낀다. 예전 같았으면 어깨에 힘이 들어가고 손목이 뻣뻣해지며, '실수하면 안 된다'는 강박이 온몸을 짓눌렀을 것이다. 그것이 그의 오래된 '자동성', 즉 긴장의 습관이었다. 하지만 지금 그는 아무것도 '하지' 않는다. 그저 기다린다. 잠시 후, 그의 손가락이 건반 위에서 춤을 추기 시작했다. 힘으로 건반을 내리치는 것이 아니라, 무게가 실린 손끝이 건반 위로 자연스럽게 떨어졌다. 그 힘은 손가락이 아닌, 넓어진 등과 자유로운 어깨를 거쳐 흘러나온 것이었다.

감각이 아닌 구조를 기준 삼고 있는가?[D36]라는 질문은 더 이상 의식 속에 없었다. 그의 몸이 이미 그 답을 알고 있었기 때문이다. 알렉산더 테크닉AT은 바로 이렇게 우리를 구속하는 무의식적인 습관을 의식적으로 재구성하여, 마치 가을바람처럼 자유롭고 자연스럽게 흐르는 새로운 자동성을 창조하는 과정이다.

이 장은 자아결정 이론을 바탕으로, 무의식적 습관을 넘어 새로운 자동성을 체화하는 과정을 탐구한다. 의지가 움직임을 밀고 있지는 않은가?[D37]와 같은 지시어는 이 변화의 여정에서 중요한 도구로서, 의식적인 노력에서 비의도적인 흐름으로 넘어가는 다리 역할을 한다.

몸과 뇌의 대화 : 자동성의 신경학적 재구성

새로운 자동성automaticity의 재구성은 전전두엽(의사결정), 기저핵(습관 저장), 소뇌(리듬과 균형)의 협업 회로에 기반한다[14, 19, 18]. 전전두엽은 의식적 방향성을 설계하고[14], 기저핵은 반복된 신체 사용을 통해 새로운 습관을 만들며[19], 소뇌는 움직임의 타이밍과 정밀성을 계속 조율한다[18]. 예를 들어, 감각이 아닌 구조를 기준 삼고 있는가?[D36]라는 질문은 전전두엽이 기존의 감각 의존적 습관을 억제하고 구조 기반의 새로운 신체 지도를 사용하도록 유도한다. 이어서 지금 구조가 무너지고 있는가?[D31]라는 질문으로 잠시 멈추고 조율하면, 소뇌가 불필요한 자동 반응을 억제하고 움직임의 타이밍을 재조정하는 데 기여한다.

이러한 의식적 조율은 신체 감각을 통해 자율신경계에도 영향을 미친다. Porges의 다중미주신경 이론polyvagal theory에 따르면, 이처럼 정렬된 신체에서 오는 안정감은 부교감신경계를 활성화하여 정서 조절 능력을 향상시킨다[23]. Cacciatore 등의 연구는 AT 수련이 실제로 불필요한 자세 경직을 줄이고 자동적인 자세 조절 능력을 향상시킨다는 실험적 근거를 제시한다[2]. 결과적으로 AT는 무의식적 자동 반응의 경로를 의식적으로 재조정하여, 수동적인 반응적 자동성에서 능동적인 '조율된 자동성'으로 나아가는 신경구조적 기반을 마련한다.

움직임의 균형 : 생체역학적 조화의 원리

자동성의 재구성은 척추 중심축의 정렬과 환경과의 생체역학적 균형을 기반으로 한다. 지시어 감각이 아닌 구조를 기준 삼고 있는가?[D36]는 견갑골과 척추 중심축의 정렬을 재조정함으로써, 몸감각에 기반한 신체 지도를 업데이트하고 중력 하중을 고르게 분산시켜 안정된 정렬 상태를 회복시킨다. 이어지는 지금 구조가 무너지고 있는가?[D31]는 움직임을 시작하기 전 순간의 긴장을 감지하고 완화하도록 유도하여, 소뇌가 리드미컬하고 부드러운 운동 타이밍을 조율할 기반을 제공한다.

Ito와 Graybiel의 연구들은 소뇌와 기저핵이 반복 학습을 통해 새로운 행동을 체화하고, 무의식적 자동성을 의식적으로 조율된 습관으로 전환함을 보여 준다[18, 19]. 이러한 연구는 알렉산더 테크닉AT의 실천이 단순한 정렬 교정을 넘어, 척추 정렬과 신경가소성의 작용을 통해 생체역학적 안정성과 심리적 조화를 동시에 증진시킨다는 사실을 뒷받침한다. 결국 AT는 척추를 중심으로 한 구조적 조율이 뇌의 조절 회로와 상호작용함으로써, 무의식적 습관의 자동성을 의식적으로 조율된 자동성으로 전환하는

지를 보여 주는 원리이다.

지시어 학습 노트

다음은 제5장의 자동성과 조화의 재구성을 실천적으로 구현하는 지시어이다.

[D36]: 감각이 아닌 구조를 기준 삼고 있는가?(참조: 제2부 제3장)

정의

감각이 아닌 구조를 기준 삼고 있는가?[D36]는 지시어는 감각 왜곡을 억제하고 척추-골반-팔-다리의 해부학적 정렬을 우선하도록 유도하는 지시어이다.

사용 목적

자기 성찰적 조절을 통해 효율적인 움직임을 유도한다.

흔한 오용

구조 점검을 주관적 느낌으로 대체한다. 과도한 의식으로 움직임의 자연스러움을 해친다.

실습 루틴

① 기본 방향 자문: 감각이 아닌 구조를 기준 삼고 있는가?[D36]를 자문하며 척추와 골반의 정렬을 관찰한다.

알렉산더 테크닉: 정렬하는 몸, 변화하는 삶

② 통합 관찰: 의지가 움직임을 밀고 있지는 않은가?[D37]와 함께 동작의 의도적 억제를 확인한다.

③ 동적 적용: 환경의 변화에 따라 정렬이 유지되는지 확인한다.

해부학·과학적 근거

구조 기준 점검은 두정엽의 공간 통합과 전전두엽의 억제 회로를 활성화하며, 신경가소성은 유연한 행동 패턴을 몸에 익히게 한다[4, 14, 2].

[D31]: 지금 구조가 무너지고 있는가?(참조: 제2부 제3장)

정의

지금 구조가 무너지고 있는가?[D31]는 지시어는 동작을 시작하기 전에 신체의 지지 기반(예: 발, 골반, 척추)을 점검하고, 불안정한 상태에서 움직이려는 충동을 억제하도록 유도하는 지시어이다.

사용 목적

충동적인 움직임을 시작하기 전에 멈추는 능력을 기른다. 움직임의 기반이 되는 신체의 안정성을 스스로 평가한다. 골반과 척추를 중심으로 한 신체 중심축을 강화한다.

흔한 오용

지지 점검을 생각으로만 처리한다. 과도한 억제로 동작의 자연스러운 흐름을 방해한다.

실습 루틴

① 지금 구조가 무너지고 있는가?[D31]라고 자문하며 척추 중심축과 골반의 지지 상태를 관찰한다.

② 감각이 아닌 구조를 기준 삼고 있는가?[D36]와 함께 적용하여 구조적 기준을 강화한다.

③ 동작을 시작하기 전, 안정성이 유지되는지 인지한다.

해부학 · 과학적 근거

전전두엽은 충동적 행동을 억제하고[14], 몸감각피질은 신체의 지지 상태에 대한 정보를 제공하며, 소뇌는 이를 바탕으로 균형과 타이밍을 정교하게 조절한다[18].

[D35]: 위치를 고정하려 하지 않는가?

정의

위치를 고정하려 하지 않는가?[D35]는 지시어는 신체가 무의식적으로 자세를 고정하고 있지 않은지 점검하는 질문 형식의 지시어이다. 불필요한 근육의 지속적 수축이나 정지 자세의 강박을 줄이는 데 목적이 있다.

사용 목적

지속적인 미세 조정이 가능한 신체 상태를 유지한다. 정적인 자세 속에서도 움직임의 가능성을 보존한다. 환경에 따라 적응 가능한 유연한 정렬을 유지한다.

흔한 오용

안정성을 이유로 자세를 고정한다. 주요 관절을 잠가 움직이지 못하게 한다. 이완 대신 '버티는' 행위를 한다.

실습 루틴

① 앉거나 서 있는 동안, 위치를 고정하려 하지 않는가?[D35]라고 2~3회 자문한다.

② 무릎, 어깨 등에 잠김이나 긴장이 느껴질 경우, 불필요한 고정을 풀고 자연스러운 정렬을 회복한다.

③ 다른 지시어들과 연계하여, 감각적 판단 대신 구조적 유연성을 관찰한다.

해부학·과학적 근거

자세 고정은 근방추와 골지힘줄기관Golgi tendon organ의 감각 피드백을 차단하며, 이는 정렬 유지에 필요한 정보 손실로 이어진다[4]. 전정계와 몸감각계의 지속적인 조율은 균형과 반응성 유지를 위해 고정보다 유연성을 필요로 한다.

자동성을 재조율하는 구조적 실천 루틴

일상 동작 속에서 자동화된 긴장과 무의식적 반응을 해체하고, 구조적 정렬에 기반한 새로운 자동성을 체화하기 위해 다음의 통합 루틴을 활용한다. 먼저 동작을 시작하거나 자세를 취하기 전, 지금 구조가 무너지고 있는가?[D31]라고 자문한다. 정렬을 회복하고자 할 때는 감각에 의존하지 않는다. 대신 감각이 아닌 구조를 기준 삼고 있는가?[D36]라는 질문을 통해 판단 기준을 전환한다.

자세가 안정된 후에도 긴장과 고정 습관은 무의식적으로 반복될 수 있다. 따라서 정적 자세나 반복 동작 중에는 위치를 고정하려 하지 않는 가?[D35]라는 질문을 지속적으로 유지한다. 이 세 가지 질문은 순환적으로 반복되어야 한다. 다양한 실천 속에서 이 루틴을 꾸준히 적용할 때, 비로소 조율된 자동성이 실생활에 스며들게 된다.

요약 | 조율된 자동성의 재구성

제5장은 자동성에 대한 새로운 이해를 바탕으로, 무의식적 습관을 해체하고 의식된 조율로 전환하는 과정을 탐구했다. 알렉산더 테크닉AT은 반복된 감각 오류와 자세 고정을 의도하지 않은 자동성으로 간주하고 이를 구조 중심의 방향성으로 재구성함으로써 움직임과 정렬의 자율성을 회복시킨다. 이는 전전두엽, 기저핵, 소뇌의 협응을 통해 감각 의존을 억제하며, 비의도적 조율automatic modulation을 가능하게 한다[14, 19, 18]. 특히 이 장에서 다룬 감각이 아닌 구조를 기준 삼고 있는가?[D36]와 같은 자기 성찰적 질문들은, 자동성과 정렬 사이의 경계를 설정하고 새로운 자동성을 구축하는 핵심적인 역할을 한다.

알렉산더 테크닉: 정렬하는 몸, 변화하는 삶

제3부

감정 · 환경 · 자기 융합

제1장

감정의 구조적 조화

"You translate everything, whether physical,
mental or spiritual, into muscular tension."
— F. M. Alexander, 『The Use of the Self』, 1932[1]

마음의 긴장이 몸에 새겨질 때

팀장의 마지막 한마디가 회의실의 공기를 얼렸다. "이건 수현 씨 책임 아닌가?" 그 말이 채 끝나기도 전에, 수현의 세상은 소리를 잃었다. 모든 소음이 멀어지고, 오직 그 문장만이 머릿속을 날카롭게 맴돌았다. 방금 그 말이 날카로운 유리 조각처럼 가슴에 박혔다. 순간 명치 끝이 차갑게 죄어오고, 등 뒤에서는 보이지 않는 손이 척추를 단단히 옭아매는 듯했다. 어깨는 저절로 솟아오르고 허리는 돌처럼 굳어지며, 온몸이 스스로를 보호하려는 듯 자연스럽게 움츠러든다. 이 모든 것은 마음의 상처가 어떻게 몸에 깊이 새겨지는지에 대한 명백한 증거이다.

알렉산더 테크닉AT은 바로 이 감정의 긴장 구조를 섬세한 정렬을 통해 재조정하고, 몸과 마음의 조화로운 통합을 회복하도록 돕는다. 척추 중심축이 위로 정렬된다[D01]는 선언은 이러한 무의식적인 감정적 수축을, 의식적인 회복의 계기로 전환시킨다. 척추가 수직으로 정렬되면 감정적 위협 앞에서 무너졌던 구조적 지지력이 회복되고, 이는 전전두엽이 편도체의 과도한 감정 반응을 억제하는 데 도움이 된다. 이어서 골반은 대퇴골 위에 놓인다[D16]를 적용하면, 불안감으로 꽉 막혔던 골반과 허리의 불필요한 긴장이 풀리며 하체에서부터 단단한 안정감이 느껴진다.

이 상태에서 지금 구조가 무너지고 있는가?[D31]라는 질문은, 감정으로 인해 시작된 몸의 구조 붕괴를 스스로 자각하고 흐트러진 중심을 되찾도록 안내하는 내면의 나침반이 된다. Little 등(2008)은 AT 수련이 만성 요통 환자의 신체 긴장을 줄이고 정서적 안정성을 향상시켰다고 보고한다[7, 25]. 이는 신체 정렬을 통한 사용 방식의 변화가 감정 반응 회로에도 분명한 긍정적인 영향을 준다는 뜻이다.

몸으로 다스리는 마음: 정렬과 감정적 균형

감정이 심해지면 그 흔적은 '습관적 긴장'으로 몸에 새겨진다. 알렉산더 테크닉AT은 지시어를 통해 이 긴장을 체계적으로 해소한다. 골반은 대퇴골 위에 놓인다[D16] 지시어는 골반과 허리의 정렬을 회복시키고, 부교감신경계를 자극하여 심박수와 호흡 리듬을 안정화하는 데 기여한다. 정서적 안정은 이처럼 신체 구조와 감각, 신경계가 함께 작동할 때 이루어진다.

특히 감정이 크게 흔들리는 순간, 지금 구조가 무너지고 있는가?[D31]라는 자문은 어깨가 들리거나 척추가 무너지는 상태를 자각하게 한다. 이 때 전전두엽-편도체-섬엽 사이의 조절 회로가 활성화된다. 이 지시어는 몸의 긴장을 알아차리게 하여 뇌가 감정을 차분히 조절하도록 돕는다. 전전두엽은 침착함을, 편도체는 감정을, 섬엽은 신체 신호를 연결한다. Critchley 등(2004)은 이러한 내장감각 자각interoceptive awareness이 감정 조절의 핵심 신경 기반임을 밝힌다[16, 25].

또한 척추 중심축이 위로 정렬된다[D01] 지시어는 척추의 수직 정렬을 통해 소뇌의 움직임 리듬 조율 기능과 두정엽의 공간 인식 기능을 활성화한다. 이 과정은 감정적 예측 오차를 줄이고 감정 경험의 일관성을 높인다. Seth(2013)는 이를 '내장감각 추론interoceptive inference'이라 칭하며, 감정과 자기 인식 형성의 핵심 기제로 설명한다[24]. 쉽게 말해, 척추 정렬을 의식적으로 떠올리는 이 지시어는 몸의 균형을 잡아 뇌가 감정을 더 부드럽게 처리하도록 돕는다. 이는 신경 통합을 통해 조화로운 삶으로 이어지는 첫걸음이다.

감각하는 몸: 체현 인지의 신경학적 기반

체현 인지 이론에 따르면 감정은 단순히 뇌에서 만들어지는 것이 아니라, 신체 상태와 외부 환경 자극이 함께 작용하면서 형성된다[5, 25]. 알렉산더 테크닉AT은 이런 복합적인 감정 구조를 몸의 정렬을 통해 직접 조절 가능하게 조율하도록 돕는다. 여기서 중요한 것은, 신체가 외부 환경과 유기적으로 상호작용하며 열린 시스템으로 기능해야 한다는 점이다.

전신은 환경과 함께 리듬을 유지한다[D28]는 지시어는 감정과 환경이 연결된 리듬 속에서 함께 흐를 수 있도록 안내한다. 외부의 움직임이나 소리에 신체가 조화를 이루도록 움직이면, 신체는 반사적인 긴장 대신 전체 리듬의 일부로 반응하게 된다. 이런 조화는 정렬된 척추[D01]와 안정된 골반[D16] 위에서 더욱 자연스럽게 이루어진다. 이 조율 과정은 감각-운동 통합 회로를 활성화하고 부교감신경을 안정시켜, 편도체-전전두엽 사이의 과도한 감정 반응을 줄이는 데 기여한다.

몸의 구조와 감정 : 생체역학적 상호작용

척추 중심축이 위로 정렬된다[D01], 골반은 대퇴골 위에 놓인다[D16], 지금 구조가 무너지고 있는가?[D31], 전신은 환경과 함께 리듬을 유지한다[D28]는 모두 신체 정렬과 감정 안정 사이의 연결고리를 구성한다. 이는 단지 자세 교정이 아닌, 감정적 균형과 반응 조절을 위한 신경적·생체역학적 기반이다.

Klein 등(2014)의 체계적 문헌고찰에 따르면, 알렉산더 테크닉AT 수련은 음악가(공연자)의 신체 긴장을 줄이고 수행 능력을 향상시키는 데 긍정적인 효과가 있음을 시사한다[6]. 이러한 효과는 정교한 움직임과 공간 인지를 담당하는 소뇌와 두정엽의 협업 회로가, 정렬된 신체를 기반으로 작동하기에 가능한 것이다. 이처럼 정렬은 감정, 주의, 운동의 통합을 위한 뇌신체 시스템을 정밀하게 작동시키는 핵심 조건이다. 결국 AT를 통한 감정 조화란, 먼저 몸의 구조를 바로 세우고 그 안정된 기반 의에서 감정과 환경이 자연스럽게 흐르는 리듬을 복원하는 과정이다.

지시어 학습 노트

다음은 제3부 1장의 감정 조화를 실천적으로 구현하는 지시어이다.

[D01]: 척추 중심축이 위로 정렬된다(참조: 제1부 제1장)

정의
척추 중심축이 위로 정렬된다[D01]는 지시어는 머리뼈에서 엉치뼈까지의 수직 정렬을 통해 중력선 상의 안정성을 확보한다.

사용 목적
신체 긴장을 최소화하고 중심 유지 능력을 향상시킨다. 전신 통합을 지원한다.

흔한 오용
척추를 억지로 세우려다 긴장을 유발한다. 정렬을 감각적 느낌에만 의존한다.

실습 루틴
① 기본 방향 인지: 척추 중심축이 위로 정렬된다[D01]를 3회 반복하며 머리에서 엉치뼈까지의 수직선을 인식한다.
② 통합 탐색: 지금 구조가 무너지고 있는가?[D31]와 함께 정렬 상태를 관찰한다. 전신은 환경과 함께 리듬을 유지한다[D28]를 적용해 동적 조화를 유지한다.

해부학 · 과학적 근거
척추 중심축 정렬은 중력선 상의 안정성을 확보하며, 신체의 자연스러

알렉산더 테크닉: 정렬하는 몸, 변화하는 삶

운 곡선을 유지한다. 이는 척수 신경 전달 효율을 높이고, 몸감각피질과
소뇌가 공간적 균형을 조절한다[4, 18].

[D16]: 골반은 대퇴골 위에 놓인다(참조: 제1부 제1장)

정의

골반은 대퇴골 위에 놓인다[D16]는 지시어는 골반뼈가 양쪽 대퇴골의 대퇴
골두 위에 수직으로 정렬되는 상태를 말한다. 이는 골반이 앞뒤로 기울
어지지 않고, 비구와 대퇴골두의 중립 관계를 유지하여 요추-골반-대퇴
골의 안정성을 확보한다. 감정적 조화를 통한 하체 지지 강화를 목표로
한다.

실습 루틴

① 기본 방향 인지: 앉거나 서서 골반은 대퇴골 위에 놓인다[D16]를 3회 반
   복하며, 좌우 좌골에 체중이 균등히 실리는지 확인한다.
② 통합 탐색: 요추는 위로 길어진다[D14], 무릎은 대퇴골 앞쪽을 향한다[D17],
   발뒤꿈치는 지면과 접촉한다[D18]와 연계하여, 전체 중심축의 정렬을 통
   합적으로 탐색한다.

해부학 · 과학적 근거

골반은 비구를 통해 대퇴골두와 연결되어 요추 전만과 천장관절 안정
성을 유지한다[10]. 전정계와 소뇌는 골반 위치를 실시간 감지하며 자세를
조절하고, 중립 정렬은 허리 통증을 줄인다[7].

[D31]: 지금 구조가 무너지고 있는가?(참조: 제2부 제3장)

정의

지금 구조가 무너지고 있는가?[D31]는 지시어는 척추 정렬과 지지선의 붕괴를 감지하여 자동 반응을 억제한다.

사용 목적

자제와 동적 조절을 지원한다.

흔한 오용

지지 점검을 생각으로만 처리한다. 과도한 억제로 동작의 자연스러운 흐름을 방해한다.

실습 루틴

① 상태 점검: 지금 구조가 무너지고 있는가?[D31]를 자문하며 척추 중심축과 골반의 지지 상태를 관찰한다.

② 정렬 회복: 척추 중심축이 위로 정렬된다[D01]와 함께 적용하여, 무너진 정렬을 부드럽게 회복한다.

③ 감정 연계 관찰: 감정의 변화에 따라 나타나는 구조적 붕괴의 미세한 징후를 관찰한다.

해부학 · 과학적 근거

전전두엽은 충동적 행동을 억제하고, 몸감각피질은 신체의 지지 상태를 평가하며, 소뇌는 균형과 타이밍을 조절한다[14, 18].

[D28]: 전신은 환경과 함께 리듬을 유지한다

정의

전신은 환경과 함께 리듬을 유지한다[D28]는 지시어는 신체 전체의 구조적 조율이 외부 자극(소리, 움직임 등)과 일관된 타이밍과 긴장도 안에서 조화를 이루는 상태를 유도한다.

사용 목적

외부 자극에 대한 반응성 향상. 협응 움직임의 타이밍 유지. 자율신경계 조절. 감정적 긴장 완화.

흔한 오용

구조 조절 없이 흐름만 모방한다. 부분적 움직임에만 의존한다. 리듬에만 집중하다 정렬이 무너진다.

실습 루틴

① 동적 동기화 (걷기): 음악이나 일정한 박자와 함께 가볍게 걸으며, 전신은 환경과 함께 리듬을 유지한다[D28]를 반복하여 리듬과 정렬을 동기화한다.

② 정적 동기화 (앉기): 앉은 자세에서 호흡, 시선, 손의 움직임이 환경 (예: 대화 소리)과 한 리듬 안에 있는지 관찰한다.

③ 통합 탐색: 척추 중심축이 위로 정렬된다[D01], 골반은 대퇴골 위에 놓인 다[D16]와 연계하여, 정렬을 유지하는 동시에 환경의 리듬과 동기화되는 과정을 탐색한다.

해부학 · 과학적 근거

소뇌는 외부 리듬 자극과 동작 타이밍을 조율하고, 대뇌 피질은 계획된 움직임의 리듬 구조를 전신에 전달한다[18]. 전정계는 동적 움직임 중 평형 유지에 관여하며, 두정엽은 외부 리듬을 감각-운동 패턴으로 변환한다[4].

감정 조화를 위한 일상 실천 루틴

감정의 파동은 신체에 미묘한 긴장과 구조적 변화를 일으킨다. 무의식적으로 움츠러드는 몸의 반응을 알아차리고 정서적 균형을 회복하기 위해, 다음의 통합 실습 루틴을 일상 속에서 활용할 수 있다.

루틴의 첫 단계는 감정적 혹은 물리적 긴장을 감지했을 때, 즉시 지금 구조가 무너지고 있는가?[D31]라고 자신에게 자문하며 몸의 상태를 점검하는 것이다. 이 자문은 척추와 골반의 지지 기반이 감정적 흔들림으로 인해 무너지지는 않았는지 의식하게 하여, 충동적인 반응 대신 잠시 멈추고 자신을 돌아볼 여유를 제공한다.

이후에는 중심 정렬을 재확립하는 단계로 넘어간다. 먼저 **척추 중심축이 위로 정렬된다**[D01]는 지시어를 품어 머리부터 엉치뼈까지의 수직 정렬을 회복한다.

동시에 **골반은 대퇴골 위에 놓인다**[D16]를 적용하여 하체의 안정적인 지지 감각을 되찾는다. 이러한 정렬은 중력에 대한 효율적인 지지 구조를 만

알렉산더 테크닉: 정렬하는 몸, 변화하는 삶

들어 불필요한 긴장을 해소하고, 부교감신경계를 활성화하여 심박수와 호흡 리듬을 안정시키는 데 기여한다.

마지막으로, 회복된 조화를 환경과 연결하는 단계이다. 전신은 환경과 함께 리듬을 유지한다[D28]는 지시어를 통해 주변 환경(소리, 움직임, 대화 등)과 자신의 몸이 하나의 조화로운 리듬 안에 있는지 관찰한다. 이를 통해 감정적 자극에도 신체가 경직되지 않고 유연하게 반응하며, 몸과 마음이 환경과 상호작용하는 가운데 정서적 평온을 지속적으로 유지할 수 있게 된다. 이 루틴은 감정적 동요가 일어날 때마다 반복적으로 적용될 수 있으며, 몸과 마음이 유기적으로 협력하여 감정의 물결을 조화롭게 조율하고, 일상 속에서 자기 조절력을 확장하는 실천적인 기반이 된다.

요약 | 정렬을 통한 감정의 재조율

제3부 제1장 '감정의 구조적 조화'는 감정이 신체에 미치는 영향을 탐구하며, 알렉산더 테크닉AT이 이 감정적 긴장 구조를 어떻게 재조정하는지 설명했다. 핵심은 무의식적으로 발생하는 신체의 수축 반응을 인지하고, 이를 의식적인 정렬 지시어를 통해 몸과 마음의 조화로운 회복으로 전환하는 것이다[2, 18, 25]. 척추 중심축이 위로 정렬된다[D01], 골반은 대퇴골 위에 놓인다[D16]와 같은 지시어는 중력에 대한 효율적인 지지 구조를 재확립하고, 불필요한 긴장을 해소하며, 자율신경계 균형을 안정화한다. 특히 지금 구조가 무너지고 있는가?[D31]라는 질문은 감정적 동요에 따른 신체 붕괴를 자각하게 하고, 전신은 환경과 함께 리듬을 유지한다[D28]는 환경과의 유연한 상호작용을 통해 정서적 평온을 유지하도록 돕는다. 이러한 지시어 통합 실습은 신경가소성과 뇌의 자기 조절 회로를 활성화하며, 궁극적으로 감

정과 신체가 유기적으로 협력하여 일상 속에서 자기 조절력을 확장하는 실천적인 기반을 마련한다.

환경과의 구조적 공명

"Our habitual responses to the environment manifest
as physical tension, obscuring our connection to it."
— F. M. Alexander, 『The Use of the Self』, 1932[1]

몸이 환경을 듣고, 환경이 몸을 듣는다

아침 출근길, 만원 버스 문이 닫히자 하나의 작은 세계가 통째로 갇힌다. 숨 막히는 열기가 피부를 물어뜯고, 정체 모를 향수와 땀 냄새, 온갖 소음들이 의식의 틈새를 비집고 들어와 머릿속을 헤집는다. 고막을 찢을 듯 울리는 경적 소리는 심장을 마구 짓누른다. 이 모든 감각 정보의 파도가 한꺼번에 밀려드는 순간, 나의 몸은 이 혼돈을 어떻게든 해석하려 애쓴다. 그러나 너무 많은 정보는 결국 하나의 거친 언어, '긴장'으로 오역(誤譯)될 뿐이다. 무의식적으로 한쪽 다리에 위태롭게 체중을 싣고, 어깨는 바위처럼 솟아오르며, 온몸의 근육은 돌처럼 경직되어 버린다. 이는 외부 환경에 대한 몸의 필사적이고도 무의식적인 '감각 번역'의 결과물이다.

알렉산더 테크닉AT은 바로 이 감각 번역의 고질적인 악순환을 끊어내고, 구조적 기준을 중심으로 몸과 환경 사이의 유연하고 생동감 넘치는 교감을 회복시킨다. 버스 좌석에 앉아 골반은 대퇴골 위에 놓인다[D16]는 지시어를 떠올리는 것은, 혼란스러운 감각 속에서 명확한 지지 기반을 되찾는 첫걸음이다. 이어 발뒤꿈치는 지면과 접촉한다[D18]를 통해 발이 지면에 균형 있게 닿는 순간, 지면으로부터의 명확한 정보가 다리 전체의 정렬 축을 재조직한다.

이때 핵심적인 의식적인 자기 점검은 **감각이 아닌 구조를 기준 삼고 있는 가?**[D36]이다. 이 질문은 외부의 감각적 소음에 휘둘리는 대신, 내 몸의 객관적인 구조를 판단의 기준으로 삼게 한다. 이 질문은 주관적 불편함에 따른 자동 반응을 억제하고, 전전두엽과 두정엽의 경로를 재조직하여 환경과의 관계를 새롭게 설정한다. 여러 연구은 AT 수련이 만성 통증 환자의 신체 긴장을 완화하고[7, 11], 감각에 대한 인식을 개선하며[16] 외부 자극에 대한 과민 반응을 줄여, 환경과 조화롭게 반응하는 능력을 향상시킬 수 있음을 시사한다[5].

환경 자극과의 신경학적, 생체역학적 공명

환경과의 공명은 기저핵(습관 반응)의 자동 긴장 패턴을 전전두엽(의식적 억제)이 제어하고, 소뇌(운동 리듬)와 두정엽(공간 감지)이 새로운 반응을 조율하는 다중 신경망의 협업에 기반한다. 소음 가득한 공간에서 **감각이 아닌 구조를 기준 삼고 있는가?**[D36]라는 지시어는 전전두엽을 활성

알렉산더 테크닉: 정렬하는 몸, 변화하는 삶

화하여, 자극에 휘둘리는 대신 정렬에 기반한 반응을 선택하게 한다. 또한 의지가 움직임을 밀고 있지는 않은가?[D37]라는 질문은 반응이 반사적 경직으로 흐르지 않도록, 무의식적인 추진력의 개입하는지 감지하게 한다.

생체역학적으로도 AT의 정렬은 외부의 힘에 효과적으로 적응하는 지지 구조의 재조직이다. 어깨는 양옆으로 넓어진다[D19]는 지시어는 외부의 압박감에 좁아진 흉곽과 어깨를 확장시켜 호흡 공간을 확보하고[3], 발뒤꿈치는 지면과 접촉한다[D18]는 지면 반발력을 효율적으로 활용하여 전체 정렬 축을 바로 세운다[2]. Cacciatore 등의 연구(2005) 또한 AT 수련이 지면 접촉 감지 능력과 같은 환경 인식 능력을 향상시킨다고 밝히며 이러한 원리를 뒷받침한다[2]. 결국 AT 수련은 "몸이 환경을 듣고, 환경이 몸을 듣는" 공명 상태를 회복하는 과정이며, 이는 감각적 억제가 아닌 구조적 정렬을 통한 인지환경 통합으로 구현된다[2, 25].

지시어 학습 노트

다음은 제2장의 환경과의 구조적 공명을 실천적으로 구현하는 지시어이다.

[D19]: 어깨는 양옆으로 넓어진다(참조: 제1부 제4장)

정의

어깨는 양옆으로 넓어진다[D19]는 지시어는 양쪽 어깨 관절 복합체(견갑골, 빗장뼈, 위팔뼈)가 상체 중심선에서 좌우로 균등하게 멀어지듯 배열되어야 하는 구조적 명령이다. 이는 어깨를 들어 올리거나 힘을 주지 않고, 어깨뼈 전체가 흉곽에 안정적으로 부착되면서 좌우로 확장된 위치를 회복하는 상태를 향상시킨다.

사용 목적

어깨의 긴장을 완화하고 팔 움직임의 자유를 회복한다. 흉곽-어깨 복합체-팔로 이어지는 연결 구조의 비대칭 정렬을 교정한다. 팔의 무게가 목, 등, 허리로 전달되는 것을 방지하여 신체 전체의 정렬을 유지한다.

흔한 오용

어깨를 의식적으로 벌리려 하면 근육 긴장이 증가하고 흉곽 움직임이 제한된다. 어깨를 들어 올리거나 힘을 주면 견갑골이 흉곽에서 떨어지며 불안정해진다. 정렬을 느낌이나 시각적 이미지에만 의존하면 실제 구조적 변화 없이 주관적 인식만 강화된다.

실습 루틴

① 바르게 선 자세에서 어깨는 양옆으로 넓어진다[D19]는 지시어를 조용히 생각하며, 어깨가 가볍게 좌우로 넓어지는 구조적 반응을 인지한다.
② 이때 어깨가 귀와 멀어지며 좌우로 고르게 확장되는지 관찰한다.
③ 발뒤꿈치는 지면과 접촉한다[D18]와 함께 적용하여 하체와 상체의 통합 정렬을 탐색한다.
④ 환경 변화(예: 소음)에 따라 어깨가 무의식적으로 좁아지지 않는지 지속적으로 조율한다.

알렉산더 테크닉: 정렬하는 몸, 변화하는 삶

해부학 · 과학적 근거

어깨는 견갑골, 빗장뼈, 위팔뼈로 구성된 관절 복합체이며 흉곽 위에 떠 있는 구조이다. 어깨 정렬이 흐트러지면, 흉곽의 움직임이 제약되고 목과 등 부위 근육에 과부하가 걸린다. 어깨의 양옆 확장은 견갑골의 중립 위치를 복원하고 위팔뼈의 회전 중심을 유지하여, 팔의 움직임을 효율화한다. 체성감각 피질은 어깨 복합체 위치를 지속적으로 감시하며, 팔 움직임의 부드러움은 중추신경계의 통합 능력에 의존한다. 전정계와 전전두엽은 팔-흉곽 사이의 공간 정렬을 조정하여, 의식적인 어깨 정렬 지시어가 척추와 흉곽 안정성까지 연계되도록 돕는다[10, 4]. Nair 등의 연구는 어깨 정렬이 전전두엽 활성화를 통해 정서적 안정과 인지적 유연성을 증진한다고 보고한다[28].

[D18]: 발뒤꿈치는 지면과 접촉한다(참조: 제1부 제4장)

정의

발뒤꿈치는 지면과 접촉한다[D18]는 지시어는 종골이 지면과 부드럽고 안정적으로 맞닿는 상태를 유지하도록 유도한다. 이는 체중을 발의 후방 지지축을 따라 분산시키고, 지면 반작용력ground reaction force을 효율적으로 수용하도록 돕는다.

사용 목적

체중을 발뒤꿈치 중심으로 균등하게 분산시켜 무릎이 앞으로 쏠리는 현상을 방지한다. 하체와 상체를 잇는 지지축의 정렬 기반을 구축한다.

보행, 서기, 앉기 등의 동작에서 후방 안정성과 추진력을 확보한다.

흔한 오용

발뒤꿈치에만 체중을 실어 전족부 기능 차단하거나, 무릎을 과도히 펴며 종골 접촉을 강제로 유도한다. "지면에 닿는다."는 감각 정보에만 집중해 정렬 기능 상실된다.

실습 루틴

① 맨발로 서서 **발뒤꿈치는 지면과 접촉한다**[D18]는 지시어를 생각하며 체중의 흐름을 관찰한다.

② 발뒤꿈치의 접지 상태가 균형을 유지하는지 감각과 시각으로 인지한다.

③ **골반은 대퇴골 위에 놓인다**[D16]와 함께 적용하여 하체 정렬을 통합적으로 탐색한다.

④ 환경 변화(예: 경적 소리)에 따라 발의 접지 상태가 흔들리지 않는지 지속적으로 관찰한다.

해부학 · 과학적 근거

종골은 족근골 중 가장 후방에 위치하며, 하지 정렬과 체중 전달의 기초점이다[10]. 발바닥의 기계수용기는 지면 접촉 정보를 척수 반사 및 소뇌 루프에 전달하여 균형 반응을 자동 조절하며, 종골 접촉은 뇌가 중력선과 정렬 상태를 판단하는 기준 신호로 활용된다[2].

[D36]: 감각이 아닌 구조를 기준 삼고 있는가?(참조: 제2부 제3장)

정의

감각이 아닌 구조를 기준 삼고 있는가?^{D36}는 지시어는 감각 왜곡을 억제하고 척추골반팔다리의 해부학적 정렬을 우선하도록 유도하는 지시어이다.

사용 목적

자신의 상태를 스스로 관찰하고 조절함으로써 비효율적인 긴장을 줄이고 효율적인 움직임을 유도한다.

흔한 오용

구조 점검을 주관적 느낌으로 대체한다. 과도한 의식으로 움직임의 자연스러움을 해친다.

실습 루틴

① 감각이 아닌 구조를 기준 삼고 있는가?^{D36}라고 자문하며 척추와 골반의 정렬을 관찰한다.

② 의지가 움직임을 밀고 있지는 않은가?^{D37}와 함께 적용하여 환경에 대한 반응을 조율한다.

③ 외부 자극(예: 흔들림)에 따라 구조가 흔들리지 않는지 지속적으로 관찰한다.

해부학 · 과학적 근거

구조를 기준으로 삼는 것은 두정엽의 공간 통합 능력과 전전두엽의 억제 회로를 활성화한다. 이러한 과정이 반복되면 신경가소성 원리에 따라 유연한 행동 패턴이 새로운 습관으로 체화된다[2, 4, 14].

[D37]: 의지가 움직임을 밀고 있지는 않은가?

정의

의지가 움직임을 밀고 있지는 않은가?[D37]는 지시어는 움직임의 시작 또는 유지 과정에서 의식적인 의지로 힘을 가하거나 결과를 밀어내려는 경향을 감지하고, 이를 자제하도록 돕는 질문 형식의 지시어이다.

사용 목적

움직임을 의지로 통제하려는 과잉 개입을 인식하고 구조에 기반한 반응성 회복한다. 결과 추구endgaining 억제한다. 조화로운 연결 흐름 확보한다.

흔한 오용

'잘 하려는' 노력으로 목, 어깨, 등에 긴장이 증가한다. 움직임을 빨리 끝내기 위해 과도한 추진력을 부여한다.

실습 루틴

일상 동작을 수행하면서, 의지가 움직임을 밀고 있지는 않은가?[D37]를 2~3

회 자문한다. 감각이 아닌 구조를 기준 삼고 있는가?[D36], 발뒤꿈치는 지면과 접촉한다[D18]와 연계하여, 감각적 판단 대신 구조적 지지와 환경 리듬을 관찰한다.

해부학·과학적 근거

의식적으로 움직임을 '밀어붙이는' 것은 대개 피질-척수로의 과잉 활성으로 발생하며, 이는 정교한 움직임 조절을 저해한다[3]. 반면 AT가 지향하는 흐름 중심의 운동 조율은 기저핵과 소뇌가 담당한다. 전전두엽은 의지적 계획의 억제와 전환에 관여하며, 감각-운동 통합은 비의도적 조정 능력을 향상시킨다[5, 25].

환경 공명을 위한 통합 실습 루틴

제2장 '몸이 환경을 듣고, 환경이 몸을 든다'에서 탐구했듯이, 우리는 일상에서 환경의 자극에 무의식적으로 긴장하거나 경직되는 경향이 있다. 이러한 습관적 반응을 해체하고 몸과 환경이 조화롭게 대화하는 동적 평형 상태를 회복하기 위해, 다음의 통합 실습 루틴을 일상 속에서 활용한다.

1. 환경 감지와 구조적 판단

루틴의 첫 단계는 일상 동작 속에서 환경의 변화(예: 갑작스러운 소음, 옆 사람의 움직임)를 감지했을 때, 즉시 몸의 긴장을 알아차리고 감각이 아닌 구조를 기준 삼고 있는가?[D36]라고 자문하는 것이다. 이 질문은 감각적 불편함이나 습관적인 움츠림 대신, 해부학적 구조에 기반한 올바른 정렬 상태로 판단 기준을 전환하도록 유도한다.

2. 하체와 상체의 정렬 재확립

이후에는 지지 기반과 상체의 유연성을 재확립하는 단계로 넘어간다. 먼저 발뒤꿈치는 지면과 접촉한다[D18]는 지시어를 통해 하체의 안정적인 지지력을 확보하여 지면과의 연결을 확고히 한다.

동시에 상체의 긴장을 풀어내기 위해 어깨는 양옆으로 넓어진다[D19]는 방향성을 품어 흉곽과 어깨를 열린 상태로 유지한다. 이는 환경에 대한 반사적인 수축 반응을 해소하고, 몸이 외부 자극을 유연하게 수용할 준비를 돕는다.

3. 의식적 자제와 환경 조화

마지막으로, 의식적인 자제와 환경과의 조화를 경험하는 단계이다. 움직임을 시작하거나 반응하기 전에 의지가 움직임을 밀고 있지는 않은가?[D37]라고 자문하여 불필요한 의도적 추진력이나 경직을 억제한다. 이 과정을 통해 몸은 환경의 흐름에 따라 자연스럽게 움직이며, 과도한 노력 없이도 조화로운 반응을 만들어낸다.

4. 통합 효과: 유연한 자기 사용

이 루틴은 일상의 예측 불가능한 환경 속에서 반복적으로 적용될 수 있으며, 몸이 외부 자극에 대해 반사적으로 경직되는 대신, 구조적 정렬을 기반으로 유연하게 대응하는 '자기 사용self-use' 능력을 확장하는 실천적인 기반이 된다.

요약 | 환경과의 공명 : 구조적 정렬과 유연한 반응

제2장은 몸과 환경이 상호작용하는 과정에서 발생하는 감각 오류와 습관적 긴장을 알렉산더 테크닉AT을 통해 어떻게 해소하고 조화로운 공명을 회복하는지 탐구했다. AT는 골반은 대퇴골 위에 놓인다[D16], 발뒤꿈치는 지면과 접촉한다[D18]와 같은 하체 정렬 지시어를 통해 몸의 지지 기반을 확립한다. 동시에 어깨는 양옆으로 넓어진다[D19]를 통해 상체의 긴장을 완화하고 개방성을 확보한다. 특히 감각이 아닌 구조를 기준 삼고 있는가?[D36]와 의지가 움직임을 밀고 있지는 않은가?[D37]와 같은 메타인지적 질문은 감각 왜곡을 억제하고 충동적인 반응 대신 정렬 기반의 의식적 선택을 가능하게 한다. 이러한 지시어들은 전전두엽, 기저핵, 소뇌, 두정엽, 몸감각피질 등 다중 신경망의 협업을 통해 신경가소성을 유도하고, 불필요한 긴장 회로를 재구성하여 자율신경계 균형을 회복시킨다[23]. 결론적으로 AT는 단순한 자세 교정을 넘어, 신체와 환경이 유기적으로 소통하며 감정적 안정성과 반응적 유연성을 동시에 증진시키는 '몸의 언어'를 회복하는 과정이다. 이는 "몸이 환경을 듣고, 환경이 몸을 듣는" 공명 상태를 일상에서 실현하는 실천적 접근을 제시한다.

제3장

동적 균형의 실천

"External forces provoke bodily tension,
disrupting the natural flow of balance."
— F. M. Alexander, 『The Use of the Self』, 1932[1]

흔들리는 일상 속 중심 되찾기

지쇠와 쇠가 부딪히는 굉음과 함께, 지하철은 거대한 관성의 힘에 이끌려 터널 속으로 빨려 들어간다. 내 몸은 더 이상 나의 것이 아니었다. 열차의 모든 흔들림은 여과 없이 물리적 충격이 되어 온몸을 때리고, 나의 의지와 상관없이 무게중심은 사정없이 흔들렸다. 발은 필사적으로 바닥을 움켜쥐려 했지만, 이미 지면과의 연결은 아슬아슬하게 끊어진 뒤였다. 어깨는 치솟고 목은 뻣뻣하게 굳어, 마치 충격 흡수 장치가 고장 난 자동차처럼 모든 진동을 그대로 감당하고 있었다. 이는 외부의 강렬한 힘에 맞서려는 비효율적인 저항이자, 몸과 환경 사이의 리듬이 어긋났

알렉산더 테크닉: 정렬하는 몸, 변화하는 삶

는 증거이다.

알렉산더 테크닉AT은 바로 이 굳어진 긴장 패턴을 정교하게 재조정함으로써, 신체가 외부의 힘과 싸우는 대신 그 힘과 함께 춤추듯 '동적 균형dynamic balance'을 회복하도록 돕는다. '경추는 뒤와 위로 정렬된다[D03]'는 선언은, 흔들림 속에서 가장 먼저 무너지는 머리와 목의 정렬을 회복하는 핵심 열쇠이다. 머리의 무게 중심이 척추 위에 바로 설 때, 소뇌(운동 리듬 조절)와 전정계(균형 감지)는 비로소 정확한 균형 정보를 처리할 수 있게 된다. 이어 발뒤꿈치는 지면과 접촉한다[D18]를 의식하며 지지 기반을 회복하면, 발은 땅의 정보를 흡수하는 뿌리가 되어 끊임없이 변하는 무게 중심을 안정적으로 지지한다.

이때, 스스로에게 지지 없이 움직이려 하고 있는가?[D32]라고 묻는 것은 결정적이다. 이 질문은 불안정한 상태에서 팔이나 상체를 허우적거리며 균형을 잡으려는 비효율적인 습관을 억제하고, 발-골반-목으로 이어지는 단단한 지지 구조를 먼저 찾도록 유도한다. 여러 연구는 AT 수련이 감각-운동 통합을 통해 자세 안정성과 동적 균형을 개선한다고 보고한다[2, 17].

동적 균형의 신경학적 메커니즘

동적 균형은 본질적으로 뇌의 여러 영역이 정교하게 협업한 결과물이다. 이 과정은 가속 및 회전을 감지하는 전정계, 움직임의 오차를 수정하는 소뇌, 그리고 신체 지도를 그리고 공간을 인식하는 두정엽이 핵심적인 삼각축을 이룬다[4, 18]. 알렉산더 테크닉AT의 지시어 수련은 바로 이러한 뇌 기능들을 의식적으로 강화하는 과정이다. 예를 들어, 경추는 뒤와 위로 정렬된다[D03]는 지시어는 머리의 수평 안정성을 증진시켜 전정계가 외부 자극에 대한 정확한 정보를 수신하도록 돕는다.

이는 소뇌의 오차 수정 메커니즘을 최적화하고 불필요한 과잉 반응을 억제하는 데 기여한다[14, 18]. 또한 발뒤꿈치는 지면과 접촉한다[D18]는 지시어는 발바닥의 감각 센서(기계수용기)를 깨워, 뇌 속에 있는 우리 몸의 지도(두정엽의 신체 지도)를 실시간으로 갱신하도록 돕는다. Critchley 등의 연구가 보여 주듯, 이처럼 자신의 몸 상태를 알아차리는 능력(내부감각 자각)은 우리 몸의 위치 인식을 근본적으로 강화하는 핵심적인 신경 원리이다[16].

나아가 AT 수련은 신경가소성을 통해 동적 균형 능력을 장기적으로 향상시킨다. Cacciatore 등의 연구에 따르면, AT 수련은 움직이는 동안 근육의 긴장도를 섬세하게 조절하는 능력을 향상시킨다. 이 과정은 몸의 감각을 받아들여 움직임을 조절하는 뇌의 감각-운동 회로를 효과적으로 재구성하는 것과 같다[3]. 이는 "자주 함께 사용되는 뇌세포는 서로 강하게 연결된다."는 헤브 학습 원리에 따른 것이다. 즉, 반복된 수련이 균형을 담당하는 소뇌와 습관을 만드는 기저핵의 연결을 강화하여, 우리 몸이 새로운 균형 감각을 체화하도록 이끈다[19].

이러한 뇌의 변화는 신체뿐 아니라 정신에도 영향을 미친다. Brewer 등의 연구에 따르면, AT와 같은 마음챙김 수련은 '멍 때리는 뇌'인 기본 모드 네트워크DMN의 과도한 활동을 안정시킨다. 그 결과 고정관념에서 벗어나 유연하게 생각하는 힘, 즉 인지적 유연성이 향상된다고 한다. 이는 AT의 방향성 학습이 몸의 균형을 잡는 방식과 마음의 유연성을 높이는 방식이 서로 비슷한 신경학적 원리를 공유함을 시사한다[29]. 결국 AT는 단순히 자세를 바로잡는 기술이 아니다. 경험을 통해 스스로 변화하는 뇌의 능력(적응적 가소성)을 자극하여, 환경 변화에 더 유연하고 효과적으로 반응하는 힘을 기르는 학습이라 할 수 있다[3].

동적 균형의 생체역학적 메커니즘

신경학적 조절은 신체의 생체역학적 원리 위에서 구현된다. 인간의 몸은 척추의 S자 곡선과 여러 관절을 통해 외부의 힘을 효과적으로 흡수하고 분산하도록 구성되어 있다[10]. 외부 충격이 자세 경직성을 유발하는 대신, AT는 이를 동적 평형 상태로 전환하도록 돕는다. **경추는 뒤와 위로 정렬된다**[D03]는 지시어는 약 4~6kg에 달하는 머리의 무게를 척추 축 위에 안정적으로 분배하여, 전정-척수로를 통해 전달되는 균형 신호를 명확하게 한다[4]. **발뒤꿈치는 지면과 접촉한다**[D18]는 지시어는 지면 반발력을 최적으로 수용하도록 유도하며, 발의 기초 지지점인 종골이 체중의 상당 부분을 지탱하게 한다[10]. Hodges 등의 연구는 동적 상황에서 나타나는 하지의 다양한 운동 제어 패턴이 균형의 핵심이며, AT가 이를 개선하여 허리 통증 완화에 기여할 수 있다고 보고한다[13].

지금 구조가 무너지고 있는가?[D31]와 같은 점검은 척추 중심축의 미세한 붕괴를 즉시 감지하고 재조정하게 한다. 이러한 동적 조절의 효과는 연구를 통해서도 입증된다. 예를 들어 AT 수련자는 의자에서 일어설 때, 몸의 전체 균형점인 무게중심CoM을 제어하기 위해 발바닥이 지면에 가하는 힘의 중심점, 즉 압력중심CoP을 더 안정적이고 효율적으로 사용하는 것으로 나타났다[2]. Schmahmann 등의 연구는 소뇌가 이러한 생체역학적 균형을 인지적 타이밍과 연결하여 조율한다고 밝히는데, 이는 AT의 방향성 수련이 소뇌 기능을 강화할 수 있음을 시사한다[22]. 결국 AT는 움직임을 방해하는 불필요한 긴장을 최소화하여, 몸이 외부의 힘과 조화를 이루고 충격에 대한 회복력을 높이도록 돕는다.

지시어 학습 노트

다음은 제3장의 동적 균형을 실천적으로 구현하는 지시어이다.

[D03]: 경추는 뒤와 위로 정렬된다(참조: 제1부 제1장)

정의
경추는 뒤와 위로 정렬된다[D03]는 지시어는 목뼈(C1~C7)를 척추 중심축과 일치시키며 뒤와 위로 안정화하여 머리와 목의 자유를 확보한다.

사용 목적
목 긴장 완화와 시야 안정에 기여한다. 환경 자극 속 안정성을 지원한다.

흔한 오용
목을 억지로 뒤로 밀거나 위로 올리려다 긴장을 유발한다. 정렬을 감각적 느낌에만 의존한다.

실습 루틴

① 기본 방향 인지: 경추는 뒤와 위로 정렬된다[D03]를 3회 반복하며 목 뒤쪽 공간을 인식한다.

② 통합 관찰: 발뒤꿈치는 지면과 접촉한다[D18]와 함께 하체와 상체의 통합 정렬을 관찰한다.

③ 동적 적용: 환경 변화(예: 열차 흔들림)에 따라 경추 정렬이 유지되는지 확인한다.

해부학·과학적 근거

경추의 바른 정렬은 목뼈의 자연스러운 전만 곡선C-curve을 유지하게 하며, 이는 소뇌와 전정계가 머리의 균형을 정교하게 조절하는 신경학적 기반이 된다[4, 18].

[D18]: 발뒤꿈치는 지면과 접촉한다(참조: 제1부 제4장)

정의

발뒤꿈치는 지면과 접촉한다[D18]는 지시어는 종골이 지면과 부드럽고 안정적으로 맞닿는 상태를 유지하도록 유도한다. 이는 체중을 발의 후방 지지축을 따라 분산시키고, 지면 반작용력을 효율적으로 수용하도록 돕는다.

사용 목적

체중을 발뒤꿈치 중심에 균등 분산하여 무릎 굽힘·전방 쏠림 방지하고 하체-상체 지지축 정렬 기반 구축하며 보행, 서기, 앉기 동작에서 후방 안정성과 추진력 확보한다.

흔한 오용

발뒤꿈치에만 체중을 실어 전족부 기능 차단하는 것, 무릎을 과도히 펴며 종골 접촉을 강제로 유도하는 것, "지면에 닿는다."는 감각 정보에만 집중해 정렬 기능 상실하는 것.

실습 루틴

맨발로 서서 발뒤꿈치는 지면과 접촉한다[D18]를 반복하며 체중 흐름을 관찰한다. 발뒤꿈치 접지 상태가 균형을 유지하는지 감각과 시각으로 확인한다. 골반은 대퇴골 위에 놓인다[D16]와 함께 하체 정렬을 통합한다. 동적 환경(예: 흔들림)에 따라 발의 접지 상태를 조율한다.

해부학 · 과학적 근거

종골은 족근골 중 가장 후방에 위치하며, 하지 정렬과 체중 전달의 기초점이다[10]. 발바닥의 기계수용기는 지면 접촉 정보를 척수 반사 및 소뇌 루프에 전달하여 균형 반응을 자동 조절하며, 종골의 안정된 접촉은 뇌가 중력선 대비 신체 정렬 상태를 판단하는 핵심 기준 신호로 활용된다[2].

[D31]: 지금 구조가 무너지고 있는가?(참조: 제2부 제3장)

정의

지금 구조가 무너지고 있는가?[D31]는 척추 정렬과 지지선의 붕괴를 감지하여 자동적인 반응을 억제하도록 돕는 지시어이다.

사용 목적
자제와 동적 조절을 지원한다.

흔한 오용
지지 점검을 생각으로만 처리한다. 과도한 억제로 동작의 자연스러운 흐름을 방해한다.

실습 루틴
① 상태 점검: 지금 구조가 무너지고 있는가?[D31]를 자문하며 척추 중심축과 하체 지지 상태를 관찰한다.
② 정렬 회복: 경추는 뒤와 위로 정렬된다[D03]와 함께 상체 정렬을 유지한다.
③ 동적 적용: 동적 환경에서 구조 붕괴 징후를 확인한다.

해부학·과학적 근거
전전두엽은 충동적 행동을 억제하고, 몸감각피질은 신체의 지지 상태를 평가하며, 소뇌는 균형과 타이밍을 조절한다[14, 18].

[D32]: 지지 없이 움직이려 하고 있는가?

정의
지지 없이 움직이려 하고 있는가?[D32]는 지시어는 학습자가 충분한 지지 기반 없이 움직임을 시도하고 있는지를 점검하도록 유도하는 질문이다. 발, 다리, 골반, 척추 등에서 발생하는 지지력 상실을 인식하여, 상체나 팔다리의 과잉 긴장을 사전에 차단한다.

사용 목적

동작 전 정렬 기반의 안정성 확인하고 하체 지지 약화로 인한 보상 패턴 방지한다. 움직임 전 안정성 확보하고 반작용 조절한다.

흔한 오용

'지지'를 근력이나 긴장으로 착각한다. 지지 기반을 몸 전체로 확장하지 못하고 특정 부위에만 의존한다.

실습 루틴

① 움직임 전 자문: 걷기, 방향 전환 등 동적 동작 전에 지지 없이 움직이려 하고 있는가?를 2~3회 자문한다.

② 지지 기반 인지: 발뒤꿈치는 지면과 접촉한다[D18], 골반은 대퇴골 위에 놓인다[D16]과 같은 지시어를 통해 지지 기반을 명확히 인지한 후, 움직임을 허용한다.

③ 움직임 중 관찰: 지금 구조가 무너지고 있는가?[D31]라고 자문하며, 지지 기반이 안정적으로 유지되는지 지속적으로 관찰한다.

해부학 · 과학적 근거

지지는 근골격계 정렬뿐 아니라 전정계척수로, 시상하부소뇌 회로에 의해 안정화된다[4]. 지지가 결여되면 상체의 보상 작용이 촉진된다[5]. 이러한 질문은 뇌의 억제 회로(전전두-기저핵-소뇌 회로)를 활성화하여, 비효율적인 움직임 패턴을 미리 수정하는 기능을 수행한다[14, 19, 18].

통합 실습 | 구조적 지지 기반 위에서 균형을 조율하다

동적 환경 속에서 균형을 유지하는 실천은 지지 기반을 복원하는 데서 시작한다. 흔들림이나 불안정한 상황에서 발생하는 긴장 반응들 의식적 정렬로 전환하기 위해 다음의 통합 실습 루틴을 적용한다. 이 루틴은 전정계와 소뇌의 감각-운동 통합 회로를 활성화하여 외부 자극에 대한 유연한 적응을 촉진하며, 두정엽의 공간 인식 기능을 강화한다[4, 18]. 반복적인 수련은 신경가소성 원리에 따라 동적 균형 패턴을 체화하게 한다[3].

1. 멈춤과 자각

외부 충격이 느껴지는 순간, 즉시 움직임을 멈추고 지금 구조가 무너지고 있는가?[D31]를 자문한다. 이 질문은 척추 압축이나 골반 기울기를 감지하여 전전두엽의 억제 회로를 활성화한다[14]. 이를 통해 충동적 반응을 차단하고, 자신의 신체 상태를 객관적으로 평가할 시간을 확보한다. 흔한 오용은 감각에만 집중하여 구조적 점검을 생략하는 것이다.

2. 지지 기반 재정립

발뒤꿈치는 지면과 접촉한다[D18]를 통해 종골 중심의 하중 분산을 회복한다. 이는 기계수용기를 자극하여 두정엽의 신체 지도를 업데이트한다[4]. 골반은 대퇴골 위에 놓인다[D16]를 적용하여 고관절과 척추의 하중 전달선을 정렬한다[10]. 흔한 오용은 하체에만 집중하여 상체 연결을 무시하는 것이다.

3. 상체 정렬과 방향 설정

경추는 뒤와 위로 정렬된다[D03]를 통해 머리와 목의 수평 안정성을 회복한다. 이는 전정계가 균형 신호를 소뇌로 전달하도록 돕는다[4]. 지지 없이 움직이려 하고 있는가?[D32]를 자문하여 상체 보상을 방지한다. 이는 기저핵과 소뇌의 타이밍 조절을 강화한다[19, 18]. 흔한 오용은 지지 점검을 생략하고 동작으로 넘어가는 것이다.

결론적으로 이 루틴은 감각에 의존하는 자동적인 균형 잡기나 과도한 추진 경향을 억제한다. 대신 두정엽, 소뇌, 전전두엽의 신경 회로를 통해, 의식적으로 조율되는 새로운 균형 감각을 실현하도록 돕는다.

요약 | 구조의 흐름 위에서 균형을 살아내다

이 장은 동적 균형이 단순한 자세 유지가 아님을 밝힌다. 그것은 감각과 의지의 간섭 없이, 구조적 지지를 순응하는 움직임의 조율 과정이다. 핵심은 발뒤꿈치 접촉과 경추 정렬을 통해, 머리몸통발로 이어지는 정렬의 흐름과 중력 관계를 회복하는 것이다. 나아가 지지 없이 움직이려 하는가?[D32]와 지금 구조가 무너지고 있는가?[D31]라는 질문은 무의식적 반응을 의식의 영역으로 가져온다. 이는 자동화된 긴장 회로를 해체하고, 선택 가능한 조율 상태를 마련하는 과정이다[2]. 결론적으로 이 장은 정렬된 지지 기반 위에서 감각이나 의지가 아닌 구조를 따라 살아가는 균형의 기술을 실현하는 구체적인 학습 경로를 제시한다.

제4장

통합 자유와 일상 공명

"Doing the wrong thing will allow the right thing to do itself."
— F. M. Alexander,
『Constructive Conscious Control of the Individual』, 1923[15]

긴장 대신 준비: 자유로운 반응과 유연한 대화

햇살 속에서 먼지가 느리게 유영하던 고요한 오후. 날카로운 전화벨 소리가 칼날처럼 정적을 베고 들어왔다. 그 소리는 '즉시 반응하라.'는 무언의 명령과도 같았다. 몸을 일으키려는 충동이 번개처럼 일고, 어깨 근육이 단단하게 수축을 시작했다. 하지만 바로 그 순간, 수십 년간 반복된 이 자동 반응의 연쇄 고리 위로 보이지 않는 브레이크가 걸린다. '긴장'으로 내달리려는 몸의 관성을 의식적으로 '멈추는' 것. 이것은 몸이 외부 자극에 '긴장'으로 응답하도록 오래도록 길들여진 방식에 대한 첫 번째 반란이다. 알렉산더 테크닉AT은 바로 이 찰나의 멈춤을 통해, 우리에게 '준비'라는 새로운 선택지를 건네고, 비로소 진정으로 자유로운 반응을 가능하게 한다.

자동반응의 고리 끊기: 멈춤의 신경과학

신체가 환경 자극에 충동적으로 반응하는 주된 원인은 기저핵의 자동화된 신경 회로에 있다. 이 회로는 효율적이지만, 종종 불필요한 긴장을 유발한다. 이때 감각이 아닌 구조를 기준 삼고 있는가?[D36]라는 질문은 이 자동 회로에 개입하는 강력한 인지적 도구가 된다. 이 질문은 순간의 감각 대신 몸의 구조적 정렬에 집중하게 함으로써 전전두엽의 억제 시스템을 작동시킨다. 전전두엽은 기저핵의 충동적 신호를 잠시 보류시키고, 즉각적인 반응 대신 의식적인 행동을 선택할 수 있는 '준비 상태'를 유도한다.

이어서 움직임을 시작하지 않고 준비하고 있는가?[D34]라는 질문을 내면에 품고 잠시 멈추는 순간, 감각-운동 회로가 재정렬될 시간을 확보하게 된다. 이 질문은 움직임의 즉각적인 시작 대신, 신체의 중심축 정렬과 환경 조건에 대한 예측적 리허설을 유도함으로써 반응의 질을 근본적으로 높인다. 이러한 의식적 멈춤은 불필요한 긴장을 해소하고 부교감신경을 활성화하여 심리적, 정서적 안정을 가져온다. Cacciatore 등(2005)은 AT 수련이 신체 긴장 완화와 자동적인 자세 안정성을 개선함을 보여주는데[2], 이러한 신체적 안정이야말로 부교감신경계를 활성화하여 정서적 평온을 가져오는 핵심적인 신경학적 기반이 된다[23].

준비된 정렬: 새로운 반응의 생체역학

의식적인 멈춤을 통해 확보된 '준비 상태'에서, 우리는 긴장을 해소하고

알렉산더 테크닉: 정렬하는 몸, 변화하는 삶

자유로운 반응을 위한 새로운 정렬을 시도할 수 있다. 등은 넓어지고 길어진다[D06]는 지시어는 이 과정의 핵심이다. 이는 단순히 등을 펴는 동작이 아니라, 척추기립근과 늑간근의 협응을 통해 굳어 있던 흉곽을 부드럽게 확장하는 과정이다. 이 지시어를 떠올리는 것만으로도 몸감각피질은 흉곽의 미세한 변화를 감지하고, 소뇌는 이에 맞춰 새로운 균형을 정교하게 조율한다.

이렇게 회복된 구조적 안정성 위에서, 방향을 주고 있는가, 끌려가고 있는가?[D38]라는 질문은 움직임의 '질'을 점검하게 한다. 이는 전화벨을 향해 손을 뻗는 움직임이, 어깨를 끌어당기는 긴장에 기반하는지, 아니면 중심축에서부터 자연스럽게 흘러나오는 정렬된 방향성에 기반하는지를 스스로 확인하게 한다. 이로써 우리의 반응은 '끌려가는' 긴장에서 '흐르게 하는' 자유로움으로 전환된다. Stallibrass 등(2002)의 연구 역시 AT 수련이 신체 긴장 완화와 심리적 안정성을 개선한다고 보고하는데[17], 이는 이처럼 의식적으로 재정렬된 반응이 환경과의 조화로운 상호작용으로 이어짐을 뒷받침한다[5].

지시어 학습 노트

다음은 제4장의 통합 자유와 일상 공명을 실천적으로 구현하는 지시어이다.

[D06]: 등은 넓어지고 길어진다(참조: 제1부 제3장)

정의
등은 넓어지고 길어진다[D06]는 지시어는 흉추와 견갑골을 좌우 및 상하로 확장하여 압박 없는 등 전체의 지지 기반을 형성하는 것을 목표로 한다.

사용 목적
호흡 공간 확보와 어깨 안정성을 높인다. 환경과의 리듬적 상호작용을 강화한다.

흔한 오용
등을 억지로 펴려다 긴장을 유발한다. 확장을 감각적 느낌에만 의존한다.

실습 루틴
① 기본 방향 인지: 등은 넓어지고 길어진다[D06]를 3회 반복하며 흉추와 견갑골의 확장을 인식한다.
② 기준 점검: 감각이 아닌 구조를 기준 삼고 있는가?[D36]와 함께 구조적 정렬을 관찰한다.
③ 동적 적용: 환경 자극(예: 소음)에 따라 등 확장이 유지되는지 지속적으로 관찰한다.

해부학 · 과학적 근거
등의 확장은 척추기립근과 늑간근의 협응을 통해 흉곽 후면을 넓히는 생체역학적 과정이며, 이때 소뇌와 두정엽이 움직임의 리듬 조절을 신경학적으로 돕는다[4, 18].

[D36]: 감각이 아닌 구조를 기준 삼고 있는가?(참조: 제2부 제3장)

정의

감각이 아닌 구조를 기준 삼고 있는가?[D36]는 감각 왜곡을 억제하고 척추-골반-팔다리의 해부학적 정렬을 우선하도록 유도하는 지시어이다.

사용 목적

의식적인 자기 점검을 통해 효율적인 움직임을 유도한다.

흔한 오용

구조 점검을 주관적 느낌으로 대체한다. 과도한 의식으로 움직임의 자연스러움을 해친다.

실습 루틴

① 기준 점검: 감각이 아닌 구조를 기준 삼고 있는가?[D36]를 자문하며 척추와 흉곽의 정렬을 관찰한다.

② 준비 상태 탐색: 움직임을 시작하지 않고 준비하고 있는가?[D34]와 함께 준비 상태를 유지한다.

③ 동적 조율: 환경 변화에 따라 구조가 흔들리지 않도록 조율한다.

해부학 · 과학적 근거

구조를 기준으로 삼는 것은 두정엽의 공간 통합과 전전두엽의 억제 회로를 활성화하며, 신경가소성은 유연한 행동 패턴을 체화하게 한다[4, 14].

[D38]: 방향을 주고 있는가, 끌려가고 있는가?

정의

방향을 주고 있는가, 끌려가고 있는가?[D38]는 움직임의 주도권이 구조적 방향 설정에 있는지, 혹은 의도적 추진력에 의해 움직임이 '끌려가고' 있는지를 점검하는 질문 형식의 지시어이다.

사용 목적

의식적인 힘이 아닌 방향성을 통해 정렬을 우선적으로 사용하도록 한다. 움직임을 밀어붙이는 의식적인 추진 감각을 최소화한다. 움직임의 시작(의도)과 도달(결과)을 명확하게 구분한다.

흔한 오용

방향을 단순한 목표 지점으로 오해한다. 신체 일부를 '끌고 가는' 동작으로 구현한다. 정렬 선언 없이 움직임을 즉시 시작한다.

실습 루틴

① 움직임 전 자문: 일상 동작(예: 문 열기) 전에 방향을 주고 있는가, 끌려가고 있는가?[D38]를 2~3회 자문한다.

② 방향 설정과 허용: 척추 중심축이 위로 정렬된다[D01], 등은 넓어지고 길어진다[D06]와 같은 지시어를 먼저 생각한 후, 움직임을 억지로 실행하는 대신 부드럽게 허용한다.

③ 움직임 중 관찰: 환경 자극에 반응하며, 등과 어깨의 정렬이 추진력

알렉산더 테크닉: 정렬하는 몸, 변화하는 삶

없이 유지되는지 관찰한다.

해부학 · 과학적 근거

운동을 준비하는 단계에서 뇌는 의식적 방향성에 따라 자세 유지에 필요한 근육들을 미리 동원한다[3]. 이처럼 방향성을 중심으로 한 움직임은 효율적인 신경 경로를 구성하며, 전정계-척수 통합을 통해 중력에 대응하는 균형 조절을 가능하게 한다[4].

통합 실습 | 긴장 대신 준비를 선택하는 루틴

고요한 사무실에서 갑자기 전화벨이 울리는 상황을 상상해 보자. 이 자극에 대한 자동적인 긴장 반응을 의식적인 '준비' 상태로 전환하기 위해, 다음의 통합 실습 루틴을 적용할 수 있다.

처음 멈춤과 자각 단계에서는 전화벨 소리를 듣고 몸을 움직이려는 충동이 일어나는 첫 순간, 즉시 움직임을 시작하지 않고 준비하고 있는가?[D34] 라고 자문하며 모든 반응을 의식적으로 '멈춘다'. 이어서 감각이 아닌 구조를 기준 삼고 있는가?[D36]라는 질문을 통해, 소리에 대한 감각적 반응이 아닌 내 몸의 객관적인 구조 상태로 주의를 전환한다. 이 과정은 충동적인 긴장 회로에 제동을 거는 핵심 단계이다.

그 다음으로 준비와 재정렬단계로서 멈춤을 통해 확보된 짧은 순간 동안, 등은 넓어지고 길어진다[D06]는 지시어를 떠올려 전화벨 소리에 움츠러들었던 등과 어깨의 긴장을 부드럽게 풀어낸다. 이는 새로운 반응을 위한 구조적 공간을 확보하는 '준비' 과정이다.

준비 과정을 거치고 올바른 방향성을 가진 행동 단계로 충분히 준비되었다고 느낄 때, 전화기를 향해 손을 뻗기 직전 **방향을 주고 있는가, 끌려가고 있는가?**[D38]라고 질문한다. 이를 통해 어깨나 목의 긴장으로 손을 '끌고 가는' 것이 아니라, 안정된 중심축에서부터 팔이 자연스럽게 '흘러나오는' 방향성을 가지고 움직이도록 한다.

결국 이 루틴은 자극과 반응 사이에 의식적인 공간을 만들어, 자동적인 긴장 대신 선택 가능한 자유를 실현하는 구체적인 실천 방법이다.

요약 | 긴장 대신 준비를 선택하는 자유

이 장은 자극에 대한 자동적인 긴장 반응의 고리를 끊고, 의식적인 선택을 통해 자유를 회복하는 과정을 다뤘다. 핵심은 **감각이 아닌 구조를 기준 삼고 있는가?**[D36]와 같은 질문을 통해, 기저핵의 습관 회로에 전전두엽이 제동을 거는 '멈춤'의 순간을 만들어내는 것이다. 이 멈춤을 통해 확보된 '준비 상태'에서, 학습자는 **등은 넓어지고 길어진다**[D06]로 불필요한 긴장을 해소하고, **방향을 주고 있는가, 끌려가고 있는가?**[D38]로 움직임의 질을 선택할 수 있게 된다. 결국 이 장에서 제시한 '멈춤과 준비'의 기술은, 자극과 반응 사이에 공간을 만들어 선택할 수 있는 자유를 되돌려주는 가장 근본적인 실천이다[2, 7, 17, 25].

제5장

관계의 공명 타인과 조화롭게 연결되기

"Social pressures manifest in bodily contraction,

hindering authentic connection."

— F. M. Alexander, 『The Use of the Self』, 1932[1]

타인 앞에서 나는 왜 작아지는가

마이크를 잡은 손에 축축하게 땀이 배어 나왔다. 스크린 위, 내 이름 석
자 아래로 첫 장표가 넘어갔지만, 입술은 좀처럼 떨어지지 않았다. 회의
실을 가득 메운 침묵이 거대한 압력처럼 어깨를 짓눌렀다. '첫 문장만 잘
시작하면 돼. 괜찮아.' 하지만 애써 되뇌는 위로와 달리, 심장은 갈비뼈를
부술 듯이 세차게 뛰었다. 나를 향한 수십 개의 시선이 느껴졌다. 어떤 이
는 무표정했고, 어떤 이는 팔짱을 낀 채였다. '지루해하는 걸까? 벌써부터
실망한 건 아니겠지?' 머릿속이 멋대로 그려내는 부정적인 상상에 목이
바싹 타들어 갔다. 뱃속이 차갑게 굳어지며 등줄기가 뻣뻣해지는 것이 느

껴졌다. 이 작은 공간에서 나의 존재가 한없이 위축되는 이 감각. 이것이 바로 타인과의 관계 속에서 몸이 먼저 기억하는 사회적 긴장의 실체였다.

바로 그 순간, 나는 발바닥에 집중했다. **발뒤꿈치는 지면과 접촉한다**[D18]는 생각을 희미한 불씨처럼 떠올렸다. 그러자 딱딱한 구두 밑창 너머로 바닥의 단단함이 아득하게 느껴졌다. 이어서 **등은 넓어지고 길어진다**[D06]는 선언과 함께, 나를 옥죄던 갑옷 같던 긴장에 아주 작은 틈이 생겼다. 나는 더 이상 '그들의 평가'라는 감각의 폭풍 속에 있지 않았다. '나의 구조'라는 조용한 항구로 잠시 돌아온 것이다.

연결된 마음: 공감과 상호작용의 신경과학

타인과의 조화로운 공명은 우리 뇌의 정교한 사회적 신경망을 통해 이루어진다. 상대방의 행동이나 감정을 이해하고 공감하게 하는 타인과의 조화로운 공명은 자신의 신체 내부 상태를 감지하고(내부감각), 이를 통해 타인의 감정을 이해하는 신경망을 통해 이루어진다[16, 25]. AT를 통해 몸의 긴장을 풀고 개방적인 자세를 취하면, 이 거울 뉴런 시스템이 더 원활하게 작동하여 상대방과의 유대감을 높일 수 있다.

또한 다중미주신경 이론Polyvagal Theory에 따르면, D06, D18과 같은 지시어를 통해 신체가 안전하다고 느끼면(부교감신경 활성화), 우리의 신경계는 방어 모드에서 벗어나 '사회적 교류 모드social engagement system'로 전환된다. 이 상태에서 우리는 타인의 말을 더 잘 경청하고, 더 명확하게 자신을 표현하며, 비로소 진정한 소통을 경험하게 된다[23]. 이러한 원리는 신체 긴장 완화가 정서적 안정성 향상으로 이어진다는 Little 등의 연구 결과와도 일맥상통한다[7, 5]. 결국 AT는 사회적 상황에서 우리의 신경계를

알렉산더 테크닉: 정렬하는 몸, 변화하는 삶

재조율하여, 두려움 대신 연결을 선택하도록 돕는 실천적 방법론이다.

지시어 학습 노트

다음은 제5장의 일상의 동적 공명을 실천적으로 구현하는 지시어이다.

[D36]: 감각이 아닌 구조를 기준 삼고 있는가?(참조: 제2부 제3장)

정의

감각이 아닌 구조를 기준 삼고 있는가?^{D36}는 지시어는 감각 왜곡을 억제하고 척추-골반-팔-다리의 해부학적 정렬을 우선하도록 유도하는 지시어이다.

사용 목적

자신의 상태를 스스로 관찰하는 힘으로 효율적인 움직임을 유도한다.

흔한 오용

구조 점검을 주관적 느낌으로 대체한다. 과도한 의식으로 움직임의 자연스러움을 해친다.

실습 루틴

① 기준 점검: 감각이 아닌 구조를 기준 삼고 있는가?^{D36}를 자문하며 척추와 흉곽의 정렬을 관찰한다.

② 확장 탐색: 등은 넓어지고 길어진다^{D06}와 함께 적용하여, 흉곽의 공간

적 확장을 탐색한다.

③ 동적 조율: 환경 자극(예: 소음)에 따라 구조가 흔들리지 않도록 지속적으로 조율하고 관찰한다.

해부학 · 과학적 근거

구조 기준 점검은 두정엽의 공간 통합과 전전두엽의 억제 회로를 활성화하며, 신경가소성을 통해 정렬을 강화한다[4, 14].

[D06]: 등은 넓어지고 길어진다(참조: 제1부 제3장)

정의

등은 넓어지고 길어진다[D06]는 지시어는 흉추와 견갑골을 좌우 및 상하로 확장하여 압박 없는 등 전체의 지지 기반을 형성하는 것을 목표로 한다.

사용 목적

호흡 공간 확보와 어깨 안정성을 높인다. 환경과의 리듬적 상호작용을 강화한다.

흔한 오용

등을 억지로 펴려다 긴장을 유발한다. 확장을 감각적 느낌에만 의존한다.

실습 루틴

① 기본 방향 인지: 등은 넓어지고 길어진다[D06]를 3회 반복하며 흉추와

건갑골의 확장을 인식한다.

② 통합 관찰: 발뒤꿈치는 지면과 접촉한다[D18]와 함께 하체와 상체의 통합 정렬을 관찰한다.

③ 동적 적용: 환경 리듬(예: 사람 움직임)에 따라 등의 확장이 어떻게 유지되는지 지속적으로 관찰한다.

해부학 · 과학적 근거

등 확장은 척추기립근과 늑간근의 협응을 통해 흉곽을 확장하며, 소뇌와 두정엽이 리듬 조절을 돕는다[4, 18].

[D18]: 발뒤꿈치는 지면과 접촉한다(참조: 제1부 제4장)

정의

발뒤꿈치는 지면과 접촉한다[D18]는 지시어는 종골이 지면과 부드럽고 안정적으로 맞닿는 상태를 유지하도록 유도한다.

이는 체중을 발의 후방 지지축을 따라 분산시키고, 지면 반작용력을 효율적으로 수용하도록 돕는다.

사용 목적

체중을 발뒤꿈치 중심으로 균등하게 분산시켜 무릎이 앞으로 쏠리는 현상을 방지한다. 하체와 상체를 잇는 지지축의 정렬 기반을 구축한다. 보행, 서기, 앉기 등의 동작에서 후방 안정성과 추진력을 확보한다.

흔한 오용

발뒤꿈치에만 체중을 싣거나 무릎을 과도하게 펴서 접촉을 강제하고, '지면에 닿는다.'는 감각에만 집중하여 정렬의 원리를 무시하는 것은 모두 흔한 오용에 해당한다.

실습 루틴

① 기본 방향 인지: 맨발로 서서 **발뒤꿈치는 지면과 접촉한다**[D18]를 반복하며 체중 흐름을 관찰한다.

② 통합 관찰: 발뒤꿈치 접지 상태가 균형을 유지하는지 감각과 시각으로 인지한다.

③ 동적 적용: **골반은 대퇴골 위에 놓인다**[D16]와 **손끝은 바닥과 멀어지도록 확장된다**[D25]와 함께 하체와 상체의 통합 정렬을 유지한다.

④ 환경 변화(예: 발표 시 청중의 시선)에 따라 발의 접지 상태가 어떻게 변하는지 지속적으로 관찰한다.

해부학·과학적 근거

종골은 족근골 중 가장 후방에 위치하며, 하지 정렬과 체중 전달의 기초점이다[10]. 발바닥의 기계수용기는 지면 접촉 정보를 척수 반사 및 소뇌 루프에 전달하여 균형 반응을 자동 조절하며, 종골 접촉은 뇌가 중력선과 정렬 상태를 판단하는 기준 신호로 활용된다[2].

알렉산더 테크닉: 정렬하는 몸, 변화하는 삶

[D25]: 손끝은 바닥과 멀어지도록 확장된다

정의

손끝은 바닥과 멀어지도록 확장된다[D25]는 지시어는 손과 팔의 끝부분이 몸통 중심에서 멀어지며 팔 구조 전체의 바깥쪽 확장을 유도한다. 이는 어깨-팔꿈치-손목-손가락을 잇는 연쇄적인 정렬 확장을 통해 팔의 안정성과 조작 효율성을 향상시키는 데 초점을 둔다. 이 장에서는 일상의 동적 공명 맥락에서, 팔 확장을 통해 환경과의 동적 상호작용과 리듬적 조화를 촉진한다.

사용 목적

팔의 공간 확장을 통해 어깨 긴장을 해소하고 견갑골의 유연성을 회복한다. 손의 조작 기능과 감각 조율을 향상시키기 위해 말단 구조를 정렬한다. 팔의 방향성과 관련된 작업 능력을 개선한다. 일상 환경(예: 물건조작, 사람과의 상호작용)과의 동적 공명을 유지한다.

흔한 오용

손끝만 밀거나 당겨서 어깨와 팔꿈치의 정렬이 무너진다. 손가락을 뻗는 '느낌'에 집착하여 구조적인 확장을 간과한다. 손을 과도하게 긴장시켜 아래팔과 손목의 조정성을 저해한다.

실습 루틴

① 기본 방향 인지: 팔을 아래로 자연스럽게 늘어뜨리고, 손끝은 바닥과

멀어지도록 확장된다[D02]는 생각을 3회 반복하며 팔과 몸통의 공간적 분리를 인식한다.

② 통합 탐색 (앉은 자세): 앉은 자세에서 등은 넓어지고 길어진다[D06]와 병행하여, 손끝이 무릎 아래 공간을 향해 확장되도록 구조적으로 확인한다.

③ 기준 점검: 감각이 아닌 구조를 기준 삼고 있는가?[D36]와 연계하여, 감각적 판단 대신 팔 구조를 관찰한다.

④ 일상 적용: 일상 동작(예: 스마트폰 조작) 중 손끝 확장이 환경 리듬(예: 대화 속도)과 조화를 이루는지 관찰한다.

해부학 · 과학적 근거

팔은 어깨뼈에서 손가락까지 이어지는 사슬 구조이며, 손의 말단 확장은 어깨 관절 안정화, 손가락 근육의 협응, 피질-척수로 활성화를 촉진한다[3]. 손끝의 지시어는 두정엽의 공간 지도와 연계되어 시각-운동 통합을 강화하며, 전정계는 팔 방향성과 머리 정렬의 협응을 지원한다[4]. 동적 공명 맥락에서, 소뇌는 동적 조작의 타이밍을 조율한다[18].

통합 실습 | 사회적 상황 속 공명을 위한 루틴

중요한 발표나 어려운 대화처럼 사회적 긴장이 발생하는 상황에서, 위축되는 자동 반응을 해체하고 타인과 조화롭게 연결되기 위해 다음의 실천 루틴을 적용할 수 있다.

처음 단계는 기준 전환과 그라운딩을 위한 과정이다. 먼저 타인의 시선이나 평가에 대한 불안감이 느껴질 때, 즉시 감각이 아닌 구조를 기준 삼고 있는가^{D36}라고 자문한다. 이를 통해 '내가 어떻게 보일까'라는 감각적 불안에서 '나는 어떻게 서 있는가'라는 구조적 현실로 주의를 전환한다. 동시에 발뒤꿈치는 지면과 접촉한다^{D18}를 적용해, 불안한 마음을 단단한 지지 기반 위에 뿌리내린다.

이어서 개방과 현존을 위한 과정이다. 등은 넓어지고 길어진다^{D06}를 선언하여, 사회적 압박감에 움츠러들었던 등과 어깨를 열어 준다. 이는 방어적인 자세를 해소하고, 타인 앞에 온전히 '존재'하기 위한 공간을 확보하는 과정이다.

최종적으로 자유로운 표현을 위한 단계이다. 손끝은 바닥과 멀어지도록 확장된다^{D25}는 지시어를 통해, 닫혀있던 팔과 손에 방향성을 부여한다. 이는 경직된 제스처 대신, 안정된 중심에서부터 흘러나오는 자연스럽고 표현력 있는 소통을 가능하게 한다.

이 루틴은 타인이라는 가장 복합적인 '자극' 앞에서, 몸의 구조를 통해 심리적 안정감을 되찾고 진정한 소통의 문을 여는 구체적인 실천법이다.

요약 | 관계 속에서 흐르기 - 구조를 통한 연결의 회복

이 장은 사회적 상황에서 발생하는 무의식적인 긴장 반응을 인지하고, 이를 구조 중심의 정렬을 통해 타인과의 조화로운 공명으로 전환하는 과정을 다뤘다. 발뒤꿈치는 지면과 접촉한다^{D18}와 등은 넓어지고 길어진다^{D06}는 지시어는 타인 앞에서 심리적, 물리적으로 위축되는 대신 안정적인 지지 기반과 개방적인 존재감을 회복시킨다. 손끝은 바닥과 멀어지도록 확장된다^{D25}는 자유로운 비언어적 표현을 가능하게 한다. 특히 이 모든 과정의 중심에 있는 감각이 아닌 구조를 기준 삼고 있는가?^{D36}라는 질문은, 사회적 불안이라는 감각 오류를 억제하는 핵심적인 역할을 한다. 이러한 실천은 다중미주신경 이론Polyvagal Theory의 '사회적 교류 시스템'을 활성화하고[23], 내부감각에 기반한 공감 능력을 촉진하여, 두려움에 기반한 방어적 태도가 아닌 안전함에 기반한 연결을 가능하게 한다[16, 25]. 결국 알렉산더 테크닉은 타인과의 관계 속에서 '나'를 잃지 않으면서도, 그들과 조화롭게 흐를 수 있는 몸의 지혜를 되찾는 과정이다.

제6장

본질적 융합의 실천

"Habitual tension separates us from
the seamless unity of body and world."
— F. M. Alexander, 『The Use of the Self』, 1932[1]

경계 없는 조화: 몸과 환경의 통합적 흐름

흙길을 따라 나무 그늘 속으로 들어선다. 발바닥을 통해 전해져 오는 흙
의 부드러운 감촉, 뺨을 스치는 바람의 서늘함, 나뭇잎 사이로 브셔져 내
리는 햇살의 온기. 이전의 나라면 이 모든 것을 분리된 감각으로 받아들
였을 것이다. 하지만 지금, 나의 몸은 이 모든 것들과 구분되지 않는다. 새
소리가 내 귀로 들어와 몸 전체로 퍼져나가고, 내 발자국 소리는 다시 땅
의 일부가 된다. 경추는 뒤와 위로 정렬된다[D03]는 생각을 굳이 떠올리지 않
아도, 머리는 이미 가볍게 떠올라 주변의 모든 소리와 풍경을 담아낸다.

의식적인 노력 없이도 몸과 환경은 하나의 리듬으로 숨 쉬고, '나'라는

경계는 희미해진다. 이것은 더 이상 외부 자극에 '반응'하는 것이 아니라, 세계와 함께 '흐르는' 상태이다. 알렉산더 테크닉AT의 여정이 도달하는 궁극적인 지점, 그것은 바로 이 경계 없는 조화의 순간이다.

이 장은 제3부에서 다룬 감정(1장), 환경(2장), 균형(3장), 자유(4장), 관계(5장)의 주제를 하나로 엮어, AT 수련이 도달하는 궁극적인 상태인 '본질적 융합'을 탐구한다. 이 융합의 상태는 심리학의 자아결정 이론이 제시하는 인간의 세 가지 핵심 심리 욕구, 즉 자율성, 유능성, 관계성의 회복을 통해 설명될 수 있다. AT 수련은 추상적인 마음 훈련이 아니라, 몸의 실제적인 경험을 통해 이 근본적인 심리적 욕구들을 충족시키고 내면화하는 독특한 경로를 제시한다

자율, 유능, 관계의 통합적 실천

AT 수련은 이 세 가지 심리적 욕구를 구조적 정렬을 통해 충족시킨다.

첫째, 자율성autonomy: 내 몸의 주인이 되는 경험

자율성이란 외부의 압력이나 내면의 충동이 아닌, 자신의 진정한 가치와 의지에 따라 행동하려는 욕구이다. 우리는 수많은 '해야만 하는 일'과 '습관적인 반응' 속에서 이 자율성을 잃어버린다. AT 수련은 자제Inhibition라는 강력한 도구를 통해 이 자율성을 몸으로 직접 되찾게 한다.

의지가 움직임을 밀고 있지는 않은가?[D37]와 방향을 주고 있는가, 끌려가고 있는가?[D38]와 같은 메타인지 디렉션은, 자극과 반응 사이에 의식적인 '틈'을 만들어낸다. 이 틈 안에서 우리는 비로소 습관의 노예가 되기를 멈추고, 어떻게 반응할 것인지 '선택할 수 있는 자유'를 실제적으로 경험한다. 이는 단순한 심리적 다짐이 아닌, 신경계의 자동 반응 회로에 제동을 거

는 구체적인 신체적 실천이다.

둘째, 유능성competence: 환경과 조화를 이루는 능력

유능성이란 자신의 능력을 효과적으로 사용하고, 주변 환경의 도전을 잘 다루고 싶어 하는 욕구이다. 많은 사람이 만성 통증이나 나쁜 자세 때문에 자신의 몸을 통제할 수 없다고 느끼며 무력감(유능감 상실)을 경험한다.

AT는 경추는 뒤와 위로 정렬된다[D03]와 발뒤꿈치는 지면과 접촉한다[D18]와 같은 기초적인 정렬 디렉션을 통해 성공의 경험을 몸에 각인시킨다. 흔들리는 지하철 안에서 균형을 잡았을 때, 장시간 앉아 있어도 허리가 아프지 않았을 때, 우리는 '내 몸을 효과적으로 다룰 수 있다'는 구체적인 자기효능감을 얻는다. 이것은 추상적인 믿음이 아니라, 중력이라는 가장 근본적인 환경과 성공적으로 상호작용한 물리적 증거이다. 이 작고 구체적인 유능성의 경험이 쌓여, 삶의 다른 도전 앞에서도 무너지지 않는 단단한 자신감을 만든다.

셋째, 관계성relatedness: 안전함 속에서 피어나는 연결

관계성이란 타인과 따뜻하고 진실한 관계를 맺고, 공동체에 소속되고자 하는 욕구이다. 사회적 불안이나 긴장 상황에서 우리 몸은 무의식적으로 방어 태세(어깨가 솟고, 몸이 움츠러드는 등)를 취하며 스스로를 고립시킨다.

AT를 통해 정렬된 몸은 '나는 안전하다'는 가장 강력한 비언어적 신호를 자신과 타인에게 동시에 보낸다. 이는 다중미주신경 이론에서 말하는 '사회적 교류 시스템'이 활성화되는 신체적 조건이다[23]. 방어 모드에서 벗어난 신경계는 타인의 말과 상태에 온전히 주의를 기울일 수 있게 되고,

발달된 내부감각은 상대의 감정에 더 깊이 공명할 수 있는 신경적 기반을 마련해 준다[16, 25]. 결국 정렬된 몸은 타인과의 진정한 연결을 가능하게 하는 물리적 토대이며, 이를 통해 우리는 고립된 존재가 아닌 세상과 연결된 존재로서의 깊은 만족감을 느끼게 된다.

내재화된 조화 : 말 없는 방향성의 신경과학

이 모든 과정이 무르익었을 때, 우리는 수련의 가장 높은 단계에 도달한다. 바로 말하지 않고 방향을 허용하고 있는가?[D40]라는 질문이 상징하는 상태다. 이는 더 이상 의식적으로 '등을 넓혀야지.'라고 생각하지 않아도, 몸이 이미 그 방향성을 기억하고 스스로 조율하는 단계이다. 신경과학적으로 이는 통제의 주체가 전전두엽(의식적 노력)에서 기저핵과 소뇌(자동화된 습관)로 성공적으로 이관되었음을 의미한다. 의식적인 노력이 내재화된 '지혜'가 되는 순간이다[14, 18, 19]. 결국 AT의 본질적 융합은 생리적 안정성, 감정적 평온함, 사회적 유연성을 포괄하는 다차원적 통합이며, 신체가 단순한 '움직이는 주체'가 아니라 환경과 함께 흐르는 '공명하는 매개체'로 기능하는 경지이다.

지시어 학습 노트

다음은 제6장의 본질적 융합을 실천적으로 구현하는 지시어이다.

[D03]: 경추는 뒤와 위로 정렬된다(참조: 제1부 제1장)

정의

경추는 뒤와 위로 정렬된다[D03]는 지시어는 목뼈(C1~C7)를 척츠 중심축과 일치시키며 뒤와 위로 안정화하여 머리와 목의 자유를 확보한다.

사용 목적

목 긴장 완화와 시야 안정에 기여한다. 환경 자극 속 안정성을 지원한다.

흔한 오용

목을 억지로 뒤로 밀거나 위로 올리려다 긴장을 유발한다. 정렬을 감각적 느낌에만 의존한다.

실습 루틴

① 기본 방향 인지: 경추는 뒤와 위로 정렬된다[D03]를 3회 반복하며 목 뒤쪽 공간을 인식한다.

② 통합 관찰: 발뒤꿈치는 지면과 접촉한다[D18]와 함께 하체와 상체의 통합 정렬을 관찰한다.

③ 사회적 적용: 사회적 환경(예: 대화)에서 경추 정렬이 유지되는지 확인한다.

해부학 · 과학적 근거

경추 정렬은 목뼈의 자연스러운 곡선(C커브)을 유지하며, 소뇌와 전정계가 머리의 균형을 조절한다[4, 18].

[D18]: 발뒤꿈치는 지면과 접촉한다(참조: 제1부 제4장)

정의

발뒤꿈치는 지면과 접촉한다[D18]는 지시어는 종골이 지면과 부드럽고 안정적으로 맞닿는 상태를 유지하도록 유도한다. 이는 체중을 발의 후방 지지축을 따라 분산시키고, 지면 반작용력을 효율적으로 수용하도록 돕는다.

사용 목적

체중을 발뒤꿈치 중심에 균등 분산하여 무릎 굽힘·전방 쏠림 방지하고 하체-상체 지지축 정렬 기반 구축. 보행, 서기, 앉기 동작에서 후방 안정성과 추진력 확보한다.

흔한 오용

발뒤꿈치에만 체중을 실어 전족부 기능 차단되고, 무릎을 과도히 펴며 종골 접촉을 강제로 유도하며, "지면에 닿는다."는 감각 정보에만 집중해 정렬 기능을 상실하게 된다.

실습 루틴

① 기본 방향 인지: 맨발로 서서 발뒤꿈치는 지면과 접촉한다[D18] 반복하며 체중 흐름을 관찰한다.

알렉산더 테크닉: 정렬하는 몸, 변화하는 삶

② 상태 관찰: 발뒤꿈치 접지 상태가 균형을 유지하는지 감각과 시각으로 확인한다.

③ 통합 탐색: 경추는 뒤와 위로 정렬된다[D03]와 함께 적용하여 상체와 하체의 통합적인 정렬을 탐색한다.

④ 동적 적용: 환경 변화(예: 소음)에 따라 발의 접지 상태가 어떻게 변하는지 지속적으로 관찰한다.

해부학 · 과학적 근거

종골은 발목뼈 중 가장 뒤에 위치하며, 하지 정렬과 체중 전달의 기초점 역할을 한다[10]. 발바닥의 기계수용기는 지면 접촉 정보를 척수 반사 및 소뇌 루프에 전달하여 균형 반응을 자동 조절한다. 또한, 종골의 안정된 접촉은 뇌가 중력선 대비 신체 정렬 상태를 판단하는 핵심 기준 신호로 활용된다[2].

[D37]: 의지가 움직임을 밀고 있지는 않은가?

정의

의지가 움직임을 밀고 있지는 않은가?[D37]는 움직임의 시작 또는 유지 과정에서 의식적인 의지로 힘을 가하려는 경향을 감지하고, 이를 자제하도록 돕는 질문 형식의 메타인지 지시어이다.

사용 목적

움직임을 의지로 통제하려는 과잉 개입을 인식하고 구조에 기반한 반응성 회복한다. 결과에만 집착하는 경향end-gaining을 억제한다. 사회적 상호작용 속 리듬적 조화 유지한다.

흔한 오용

'잘 하려는' 노력으로 목, 어깨, 등에 긴장이 증가한다. 움직임을 빨리 끝내기 위해 과도한 추진력을 부여한다.

실습 루틴

① 상태 점검: 사회적 상호작용(예: 대화) 중에 의지가 움직임을 밀고 있지는 않은가?[D37]라고 2~3회 자문하며 자신의 상태를 점검한다.

② 기반 회복: 의식적인 추진을 감지했다면, 경추는 뒤와 위로 정렬된다[D03], 발뒤꿈치는 지면과 접촉한다[D18]는 지시어를 통해 정렬된 기반을 다시 회복한다.

③ 비의도적 조율: 마지막으로 말하지 않고 방향을 허용하고 있는가?[D40] 라고 자문하며, 의식적인 노력 없이도 방향성이 유지되는 상태를 탐색한다.

해부학 · 과학적 근거

의식적으로 움직임을 '밀어붙이는' 것은 피질-척수로의 과잉 활성으로 발생하며 정교한 움직임 조절을 저해한다[3]. 반면 AT가 지향하는 흐름 중심의 운동 조율은 기저핵과 소뇌가 담당하고, 전전두엽은 이러한 의지적 계획을 억제하고 전환하는 데 관여한다[14, 19, 18].

알렉산더 테크닉: 정렬하는 몸, 변화하는 삶

[D38]: 방향을 주고 있는가, 끌려가고 있는가?

정의

방향을 주고 있는가, 끌려가고 있는가?^{D38}는 지시어는 움직임의 주도권이 구조적 방향 지시에 있는지, 또는 학습자의 의도적 추진력에 의해 움직임이 '끌려가고' 있는지를 판단하는 질문이다.

사용 목적

의식적인 힘이 아닌 방향성을 통해 정렬을 우선적으로 사용하도록 한다. 움직임을 밀어붙이는 의식적인 추진 감각을 최소화한다. 움직임의 시작(의도)과 도달(결과)을 명확하게 구분한다.

흔한 오용

방향을 단순한 목표 지점으로 오해한다. 신체 일부를 '끌고 가는' 동작으로 구현한다. 정렬 선언 없이 움직임을 즉시 시작한다.

실습 루틴

① 움직임 전 자문: 사회적 상호작용(예: 대화 중 손짓) 전에 방향을 주고 있는가, 끌려가고 있는가?^{D38}를 2~3회 자문한다.

② 방향 설정과 허용: 경추는 뒤와 위로 정렬된다^{D03}, 발뒤꿈치는 지면과 접촉한다^{D18}와 같은 지시어를 먼저 생각하여 정렬된 기반을 인지한 후, 움직임을 억지로 실행하는 대신 부드럽게 허용한다.

운동 전 준비는 방향성에 따라 보행 및 자세 유지 근육을 미리 동원한다[3]. 방향성 중심의 움직임은 효율적인 경로를 구성하며, 전정계-척수 통합을 통해 중력 대응 균형 조절이 가능해진다[4].

[D40]: 말하지 않고 방향을 허용하고 있는가?

정의

말하지 않고 방향을 허용하고 있는가?[D40]는 지시어는 언어적 명령 없이도 방향성이 유지되는가를 점검하는 질문 형식의 지시어이다. 의식적 지시 없이도 지시어이 내재화되었는지 평가한다.

사용 목적

언어적 지시어의 효과가 내면화되어 지속되는지 점검한다. 방향성 유지 능력이 의식적인 노력에서 자동적인 단계로 전환되었는지 확인한다. 구조 중심의 능동적인 반응성을 회복한다.

흔한 오용

지시어를 계속 말하며 과도한 의식을 유지한다. 언어 없이 방향을 유지하려다 구조가 무너진다.

실습 루틴

① 기본 방향 자문: 말하지 않고 방향을 허용하고 있는가?[D40]라고 자문하

며, 언어적 선언 없이 정렬 유지를 시도한다.

② 내면화 관찰: 예를 들어 경추는 뒤와 위로 정렬된다[D03], 발뒤꿈치는 지면과 접촉한다[D18]를 마음속으로 떠올리지 않은 상태에서도 그 방향성이 유지되는지 관찰한다.

③ 비의도적 조율 탐색: 방향을 주고 있는가, 끌려가고 있는가?[D38]와 연계하여, 의지적 추진 없이 방향성이 자연스럽게 유지되는지 탐색한다.

해부학·과학적 근거

언어적 지시 없이 방향성을 유지하는 것은 내재화된 정렬 회로가 자동화되었음을 의미한다. 이는 의식적 통제를 담당하는 전전두 피질의 개입이 줄고, 습관과 조율을 담당하는 기저핵과 소뇌 중심의 자동 조절 회로로 제어권이 이관되었음을 시사한다[14, 19, 18].

통합 실습 | 방향성이 사회적 흐름과 만나는 순간

사회적 상호작용에서 몸과 환경이 조화롭게 연결되기 위해, 먼저 경추는 뒤와 위로 정렬된다[D03]를 통해 머리목척추 상부의 정렬을 확립하고, 발뒤꿈치는 지면과 접촉한다[D18]를 통해 하체 지지 기반과 감각 안정성을 확보한다. 이어 의지가 움직임을 밀고 있지는 않은가?[D37]를 자문해 의도된 추진을 억제하고, 방향을 주고 있는가, 끌려가고 있는가?[D38]를 통해 중심축 기반의 방향성 유지 여부를 관찰한다. 모든 지시어는 개별적 실행이 아니라 하나의 연속된 구조적 흐름으로 작동해야 하며, 특히 말하지 않고 방향을 허용하고 있는가?[D40]는 외부 지시 없이 내면화된 방향성을 유지하는 능력을 강화한다.

요약 | 구조가 흐름이 될 때 - 본질적 융합의 실천 조건

이 장은 신체 정렬, 감각 조절, 환경 반응, 사회적 공명이 하나의 흐름으로 통합되는 조건을 다뤘다. 알렉산더 테크닉은 정렬[D03, D18]을 기반으로, 의도된 추진 억제[D37, D38]와 자동화된 방향성 회복[D40]을 통해 신체를 생체사회적 통합 시스템으로 전환시킨다. 이 전환은 기저핵, 소뇌, 두정엽, 전전두엽의 협응을 통해 이루어지며, 지시어의 반복과 내면화는 감정 안정성과 사회적 상호작용 능력까지 증진시킨다[2, 25]. 본질적 융합은 자기 사용의 새로운 단계로, 신체가 단순한 '움직이는 주체'가 아니라 환경과 함께 흐르는 '공명하는 매개체'로 기능하는 순간을 실현한다.

제4부

AT40 디렉션 프레임의
실천 구조화

제1장

실천 언어로서의 디렉션

우리는 의식적으로 움직임에 대해 말하지 않지만, 우리의 몸은 언제나 어떤 '언어'를 말하고 있다. 긴장으로 굳어진 어깨, 숨통을 옥죄듯 움츠러든 흉곽, 앞으로 삐죽 밀려난 턱, 혹은 마치 바위에 박힌 듯 고정된 골반까지. 이 모든 신체적 표현은 단순히 물리적인 자세가 아니다. 그것은 우리의 내면에 숨겨진 감정, 무의식적인 반응, 그리고 세상을 바라보는 사고방식이 고스란히 반영된 침묵의 표현이다. 알렉산더 테크닉AT은 바로 이처럼 몸에 새겨진 무의식적인 언어를 해체하고, 더욱 자유롭고 조화로운 '새로운 사용 방식'으로 재구성하는 심오한 학습 체계이다. AT는 단순히 특정 자세를 흉내 내는 기술이 아니다. 오히려 의식적으로 선언된 방향성과 구조적 선택을 통해, 우리 몸의 모든 움직임을 '다시 말하는' 혁신적인 방식을 제시한다.

F. M. Alexander는 우리가 자신을 사용하는 방식, 즉 자기 사용the use of the self이 곧 삶의 방식을 결정한다고 말했다. 그는 이 개념을 통해 감

정, 사고, 관계, 행동이라는 삶의 다채로운 측면들이 신체 사용을 통해 구조적으로 재편될 수 있음을 역설했다[1]. 여기서 '사용'이란 단지 물리적 자세나 근육의 배열만을 뜻하지 않는다. 그것은 감각, 의식, 그리고 환경에 대한 반응성을 아우르는 신체-뇌-환경 사이의 삼중 상호작용을 섬세하게 조율하는 과정이다. 긴장된 어깨는 단순한 근육 경직이 아니다. 그것은 오랜 스트레스 반응이나 해결되지 않은 감정적 억압이 신체로 표출된 결과일 수 있다.

이 책에서 제시하는 AT40 디렉션 프레임은 이러한 알렉산더 테크닉 철학에 깊이 기반한다. 이는 신체 사용 방식을 의식적으로 선언하고 훈련할 수 있도록 구조화한 정교한 '언어 시스템'이다. 여기서 '디렉션direction'이란 단순히 신체 부위를 지시하는 명령어가 아니다. 이는 정렬, 방향 투사, 환경과의 흐름 통합, 그리고 의식적인 자기 점검을 포함하는 복합적인 의식 활동이다. 각 디렉션(지시어)은 선언형 문장으로 구성된다. 학습자는 이를 단순히 '느끼는' 것을 넘어, 말로써 능동적으로 작동시켜 몸의 구조를 호출한다. 결과적으로 움직임은 감각에 기반한 즉흥적인 반응이 아닌, 의식적으로 설계된 사용의 흐름이 된다.

AT40 디렉션 프레임은 알렉산더 테크닉의 전통 개념을 현대 신경과학과 소마틱 이론으로 재해석한 것이다. 정렬, 투사, 확장, 메타인지의 4단계 기능 분류는 단순한 명칭 구분에 그치지 않는다. 이는 각기 다른 뇌 회로의 활성, 주의 초점, 그리고 의식 작용 방식에 따라 정밀하게 구분된 실천 구조이다. **척추 중심축이 위로 정렬된다**[D01]는 기저핵과 몸감각 피질을 자극하여 구조적 안정성을 확립하고, 정수리는 천장을 향해 투사된다[D13]는 전정계와 두정엽을 통해 방향성을 활성화한다[4]. 또한 메타인지 디렉션인 감각이 아닌 구조를 기준 삼고 있는가?[D36]는 전전두엽과 전대상피질을 통해 감각 편향을 억제한다[14]. 이러한 디렉션들은 단순한 움직임 루틴뿐 아니라 감정 조절, 스트레스 회복, 그리고 창의적 수행으로까지 확장 적용된다.

이 프레임은 단순히 자세를 교정하는 기술이 아니다. AT40 디렉션 프레임은 움직임을 선언하고, 그 선언을 반복하며, 끊임없이 점검하고 수정하는 자기 작동적 언어 시스템이다. 이 언어는 누구나 배울 수 있으며, 반복 훈련을 통해 신경가소성을 기반으로 내면화할 수 있다. 이것이 바로 삶의 패턴을 근본적으로 재정렬하는 구조적 훈련이며, 그 실천은 존재 방식 자체의 근본적인 변화를 가능하게 한다. 본 장은 이 프레임의 철학적 기반을 제시하고, 이후 장들에서 구체적인 분류, 적용, 실습으로 이어질 기초를 다진다.

제2장

AT40 디렉션 프레임의
분류 체계와 작동 원리

알렉산더 테크닉AT은 단순히 신체를 조정하는 기술을 넘어, 감각, 인지, 구조, 반응을 통합하여 학습자의 존재 방식을 재구성하는 실천 체계이다. AT40 디렉션 프레임은 바로 이 과정을 선언형 언어로 체계화하여, 신체 사용을 의식적이고 훈련 가능한 언어 시스템으로 전환한다. 본 장에서는 AT40 프레임의 구조를 두 가지 분류 체계, 즉 의식 중심 분류와 기능적 분류를 통해 설명한다. 또한 두 분류 체계가 실제 적용에서 어떻게 교차하는지를 구체화하고, 유사 디렉션 사이의 구분 전략을 제시하여 학습자가 각 디렉션의 의도와 맥락을 명확히 이해하도록 돕는다.

의식 중심 분류 체계: 언어 형식과 인식 수준

의식 중심 분류는 디렉션의 문장 구조와 학습자의 인식 수준에 따라 구분된다. 이 체계는 디렉션이 어떤 언어적 형태로 선언되며, 학습자가 이를 어떤 인지적 단계에서 수용하는지에 초점을 맞춘다. 따라서 학습자의 숙련도에 맞춰 난이도를 조절하고, 의식적 개입의 깊이를 단계적으로 훈런하는 데 효과적이다.

1. 구조적 디렉션

특정 해부학적 부위와 정렬 방향을 명시하여 신체 위치를 설정한다. 초보 학습자에게 직관적이며, 신체 위치 인식과 관련된 기저핵-체성감각 피질을 주로 활성화한다. 대표 디렉션은 척추 중심축이 위로 정렬된다[D01], 골반은 대퇴골 위에 놓인다[D16] 등이다.

2. 혼합형 디렉션

정렬, 방향성, 흐름을 통합하여 동적 사용을 유도한다. 중급 학습자에게 적합하며, 방향성 조율과 관련된 전정계-두정엽 협응을 촉진한다. 대표 디렉션은 전신은 환경과 함께 리듬을 유지한다[D28] 등이다.

3. 메타인지 디렉션

질문 또는 선언 형태로 자기 점검과 반응 억제를 촉진한다. 고급 학습자에게 적합하며, 반응 억제와 관련된 전전두엽-전대상피질을 활성화한다. 대표 디렉션은 감각이 아닌 구조를 기준 삼고 있는가?[D36], 의지가 움직임을 밀고 있지는 않은가?[D37] 등이다.

이 분류는 학습자의 인지적 준비도에 따라 디렉션을 선택하는 데 도움을 준다. 초보자는 척추 중심축이 위로 정렬된다[D01]를 통해 척추의 위치를 명확히 인식한다. 중급자는 이를 방향성으로 탐구하며, 고급자는 감각이 아닌 구조를 기준 삼고 있는가?[D36]를 통해 감각 편향을 점검하고 의식적 조절을 강화한다[5, 25].

기능적 분류 체계: 신체 사용과 뇌 회로

반면 기능적 분류는 디렉션이 신체와 뇌에 어떤 기능적 작용을 유도하는지에 초점을 맞춘다. 이 체계는 정렬, 투사, 확장, 메타인지의 네 유형으로 구성되며, 각 유형은 특정 뇌 회로와 연계된다. 이는 디렉션의 성티적·인지적 효과를 명확히 하고, 실천 루틴 설계에 과학적 근거를 제공한다.

1. 정렬Alignment

신체 축을 중력선에 맞춰 정렬하고 안정성을 확보하는 데 작용한다. 주로 기저핵, 체성감각 피질, 두정엽을 활용한다. 대표 디렉션은 **척추 중심축이 위로 정렬된다**[D01], 경추는 뒤와 위로 정렬된다[D03], 골반은 대퇴골 위에 놓인다[D16], 중심축은 중력선 위에 안정된다[D29] 등이다.

2. 투사Projection

공간적 방향성을 설정하고 시선과 척추를 통합하는 데 작용한다. 주로 전정계, 전두안구피질, 두정엽을 활용한다. 대표 디렉션은 머리는 앞과 위로 투사된다[D02], 정수리는 천장을 향해 투사된다[D13], 시야는 정면으로 향하며 눈 위를 의식한다[D26] 등이다.

3. 확장Expansion

신체 말단의 개방성을 높이고 움직임의 흐름을 유지하는 데 작용한다. 주로 소뇌, 전전두엽, 전신 감각 네트워크를 활용한다. 대표 디렉션은 등은 넓어지고 길어진다[D06], 팔은 몸에서 멀어지며 열린다[D09], 손끝은 바닥과 멀어지도록 확장된다[D25], 전신은 환경과 함께 리듬을 유지한다[D28] 등이다.

4. 메타인지 Metacognition

반응 억제, 감각 점검, 의지 조절에 작용한다. 주로 전전두엽, 전대상피질, 내측 전두피질을 활용한다. 대표 디렉션은 지금 구조가 무너지고 있는가?[D31], 움직임을 시작하지 않고 준비하고 있는가?[D34], 위치를 고정하려 하지 않는가?[D35], 감각이 아닌 구조를 기준 삼고 있는가?[D36], 의지가 움직임을 밀고 있지는 않은가?[D37] 등이다.

이 분류는 디렉션의 신경생리학적 원리를 명확히 한다. 척추 중심축이 위로 정렬된다[D01]는 기저핵을 통해 정적 안정성을 확립하고, 정수리는 천장을 향해 투사된다[D13]는 전정계를 통해 동적 방향성을 조율한다. 등은 넓어지고 길어진다[D06]는 소뇌 기반의 근긴장 조절을 유도하며, 감각이 아닌 구조를 기준 삼고 있는가?[D36]는 전전두엽의 억제 회로를 활성화하여 감각 편향을 차단한다[14].

교차 분류와 실천 전략

의식 중심 분류와 기능적 분류는 상호 보완적으로 작용한다. 척추 중심축이 위로 정렬된다[D01]는 의식 중심으로는 '구조적 디렉션'이지만, 기능적으로는 '정렬 디렉션'에 속한다. 이러한 교차성은 실천 루틴을 설계하는 데 유연성을 제공하며, 학습자의 수준과 목적에 따라 다음과 같은 전략으로 활용된다.

초급 루틴 척추 중심축이 위로 정렬된다[D01], 골반은 대퇴골 위에 놓인다[D16]를 통해 정렬 안정성을 확보한다. 중급 루틴 정수리는 천장을 향해 투사된다[D13]와 같은 투사 디렉션을 통해 동적 방향성을 훈련한다. 고급 루틴 움직임을 시작하지 않고 준비하고 있는가?[D34], 감각이 아닌 구조를 기준 삼고 있는가?[D36]를 통해 자동 반응을 조절하고 자기 인식 능력을 강화한다.

유사 디렉션 간 구분 전략

AT40 디렉션 프레임 내에서는 표현이 유사한 디렉션이라도 그 기능과 목적에 따라 정밀하게 구분하여 사용해야 한다. 척추 중심축이 위로 정렬된다[D01]와 움직임 중에도 정렬이 유지된다[D27]는 척추를 다룬다. 그러나 전자는 정적 안정성을 설정하며 기저핵과 체성감각 피질을 활성화하고, 후자는 동적 정렬의 지속성을 강조하며 소뇌-기저핵 루프를 자극한다. 마찬가지로, 경추는 뒤와 위로 정렬된다[D03]와 머리는 앞과 위로 투사된다[D02]는 목과 머리 정렬을 다루지만, D03은 축의 안정성을 통해 전정계-척수 루프를 조율하고, D02는 시선-두개골의 방향성 투사로 전두 안구 피질을 활성화한다.

또 다른 예로 머리는 앞과 위로 투사된다[D02]와 시야는 정면으로 향하며 눈 위를 의식한다[D26]는 모두 투사 디렉션이다. 하지만 D02는 두개골의 전방 상향 투사를 통해 전신 방향성을 설정하고, D26은 시선 중심화를 통해 시각적 주의와 환경 연결을 강화한다. 예를 들어 발표 중 D02는 전체 자세의 방향성을 유지하는 데 적합하며, D26은 청중과의 시선 교감을 촉진하는 데 더 효과적이다. 이러한 구분은 실습 정확도와 디렉션 선택의 적절성에 필수적이다.

결론

AT40 디렉션 프레임은 의식 중심 분류와 기능적 분류 체계를 통해 신체 사용을 체계적으로 재구성한다. 이 체계는 신경생리학적 근거를 바탕으로 실천 루틴을 설계하며, 유사 디렉션의 구분 전략을 통해 학습자의 정확한 적용을 지원한다. 다음 장에서는 이 분류를 신체 구조에 적용하여 정렬과 안정성을 탐구한다.

제3장

신경-정렬 통합과 구조적 안정성

"We change by the way we use ourselves."
— F. M. Alexander, 『Man's Supreme Inheritance』, 1910[2]

AT40 디렉션 프레임은 신체의 구조적 정렬을 단순한 물리적 배열이 아니라, 신경계와의 동적 상호작용으로 재정의한다. 이 장에서는 척추, 흉곽, 견갑, 골반의 네 가지 구조 축을 중심으로, 정렬과 확장 디렉션이 뇌회로와 협응하여 안정성과 방향성을 구축하는 과정을 탐구한다. 이는 중력과의 관계를 재조정하고 신경근육계의 긴장 패턴을 재조율하는 선언적 실천이다.

척추 중심축: 정렬의 기준점

척추는 신체의 수직 안정성과 방향성을 결정하는 중심축이다. 다음 디렉션은 척추의 구조적 압축을 해소하고, 중력에 대한 반응성을 재조정한다. 척추 중심축이 위로 정렬된다[D01]는 척추 전체의 중력선 정렬을 설정하며, 기저핵과 몸감각피질을 활성화하여 위치 인식을 강화한다[19]. 경추는 뒤와 위로 정렬된다[D03]는 목뼈의 안정성과 머리 지지를 확보하며, 전정계-척수 회로를 통해 머리의 방향성을 조율한다[4]. 요추는 위로 길어진다[D14]는 허리뼈의 압박을 해소하고 하중을 분산하며, 두정엽에 기반한 공간 인식을 촉진한다[4]. 중심축은 중력선 위에 안정된다[D29]는 척추와 골반의 통합을 통해 전신의 수직 안정성을 설정한다[10].

이 디렉션들은 정적인 자세에서 중심을 잡고, 동적인 움직임에서 방향성을 유지하도록 돕는다. 사무실에서 장시간 앉아 있을 때 D01과 D29를 반복 선언하면, 척추의 압박을 줄이고 부교감신경 활성을 촉진하여 스트레스 완화에 기여할 수 있다[23].

흉곽 정렬과 확장: 호흡과 안정의 통합

흉곽은 호흡과 상체 안정의 관문이다. 다음 디렉션은 흉곽의 앞쪽 개방과 등 근육의 확장을 유도하며, 호흡 리듬과 구조적 안정성을 통합한다. 흉골은 앞과 위로 향한다[D04]는 흉곽 앞면을 확장하여 호흡 공간을 확보하며, 전신 감각 네트워크를 활성화한다[9, 25]. 흉추는 뒤로 위로 확장된다[D05]는 흉추를 바로 세우고 등 근육을 활성화하여 소뇌 기반의 리듬 조절을 유도한다[8, 25]. 등은 넓어지고 길어진다[D06]는 등 근육을 바깥쪽으로 확장하여 흉곽의 열린 상태를 유지한다[9, 25]. 흉곽은 아래로 무너지지 않도록 유지된다[D21]는 호흡 압력을 유지하며 기저핵-전전두엽 회로를 조절한다[6, 25]. 척추는 호흡과 함께 위로 열린다[D24]는 호흡과 척추의 동기화를 통해 부교감신경 활성을 촉진한다[10, 25].

　　　　　　　　　알렉산더 테크닉: 정렬하는 몸, 변화하는 삶

이 디렉션들은 등이 굽는 것과 같은 흉곽의 수축 패턴을 해체하고, 호흡과 척추의 통합을 통해 감정 조절과 안정성을 지원한다. 긴장 완화를 위해 D04와 D24를 적용하면, 흉곽이 열리고 호흡이 안정되어 심박수 변이도HRV가 증가하며 사회적 교감을 촉진하는 데도 효과적이다[10, 25].

견갑 정렬: 상체-팔 연결의 중심

어깨뼈, 즉 견갑대는 목, 흉곽, 팔을 연결하는 중추적인 허브이다. 다음 디렉션은 견갑골의 안정성과 팔의 자유로운 움직임을 확보한다. 견갑골은 뒤와 아래로 향한다[D07]는 견갑골의 안정을 설정하며, 전거근과 승모근 하부의 협응을 유도한다[11, 25]. 어깨는 양옆으로 정렬된다[D08]는 빗장뼈와 어깨선을 정렬하여 팔의 긴장을 해소한다[9, 25]. 어깨는 양옆으로 넓어진다[D19]는 어깨를 바깥쪽으로 향하게 하여 소뇌-전전두엽 회로를 활성화한다[8, 25].

이 디렉션들은 키보드 타이핑이나 물건 들기 같은 팔 사용 시 상체가 경직되는 것을 방지한다. 컴퓨터 작업 중에 D08과 D19을 적용하면 어깨 긴장을 완화하고, 팔과 흉곽의 통합적인 움직임을 촉진할 수 있다.

골반 정렬: 하지의 구조적 기반

골반은 상체와 하체의 연결점으로, 이동성과 정적인 지지를 조율한다. 다음 디렉션은 골반의 안정성과 동적 조정을 훈련한다. 골반은 대퇴골 위에 놓인다[D16]는 중립적인 골반 정렬을 통해 두정엽 기반의 위치 인식을 강화한다[2, 25]. 움직임 중에도 정렬이 유지된다[D27]는 동적 정렬의 지속을 통해 기저핵·소뇌 회로를 활성화한다[6, 25]. 중심축은 중력선 위에 안정된다[D29]는 골반-척추 중심축 통합을 통해 전정계의 안정성을 유지한다[7, 25].

골반 정렬은 걷기, 달리기, 앉기 등 모든 동작의 기초이다. 장거리 걷기 중에 D16과 D27를 적용하면 하중 분산을 돕고 동적 안정성을 유지하여, 무릎과 허리의 부담을 줄일 수 있다.

신경계 통합 작용 요약

신경계 통합 작용은 다양한 뇌 영역과 신체 지시어의 상호작용을 통해 이루어진다. 두정엽은 위치 인식과 공간 정렬을 담당하며, 이는 척추 중심축이 위로 정렬된다[D01], 골반은 대퇴골 위에 놓인다[D16], 중심축은 중력선 위에 안정된다[D29]와 같은 지시어로 구현된다. 소뇌는 리듬 유지와 등 근육의 확장 조절을 책임지며, 이는 등은 넓어지고 길어진다[D06], 어깨는 양옆으로 넓어진다[D19]로 표현된다. 전전두엽과 기저핵은 정렬 지속과 불필요한 움직임 억제를 담당하며, 움직임 중에도 정렬이 유지된다[D27], 흉곽은 아래로 무너지지 않도록 유지된다[D21]로 나타난다. 마지막으로, 전정계와 척수 루프는 수직 지지와 방향성 통합을 지원하며, 이는 정수리는 천장을 향해 투사된다[D13], 흉추는 뒤로 위로 확장된다[D05]로 구현된다.

결론

AT40 디렉션 프레임은 척추, 흉곽, 견갑, 골반의 정렬과 확장을 신경계와 통합하여, 중력과의 동적 조화를 실현한다. 이 디렉션들은 단순히 자세를 교정하는 도구가 아니라, 뇌-신체-환경의 삼자 관계를 재구성하는 선언적 언어이다. 다음 장에서는 이 구조적 기반을 사지와 시선의 투사 디렉션을 통해 동적 실천으로 확장한다[2, 25].

제4장

사지와 시선의 방향
- 팔, 다리, 머리의 확장과 투사

AT40 디렉션 프레임에서 투사Projection와 확장Expansion 디렉션은 정렬된 신체 구조를 동적 움직임과 환경적 상호작용으로 확장하는 핵심 역할을 한다. 이 장에서는 팔, 다리, 머리(시선 포함)의 방향성을 설정하고, 이를 통해 신체 말단과 공간 간의 연결을 재구성하는 디렉션들을 탐구한다. 투사 디렉션은 시선과 두개골의 외부 방향성을, 확장 디렉션은 사지의 원심적 개방성을 강화하며, 이는 신경계의 전두안구피질, 소뇌, 전전두엽과의 협응을 통해 구현된다. 추가로, 이 디렉션들이 일상 활동에서 어떻게 긴장 패턴을 해체하고 효율적 움직임을 촉진하는지 구체적 사례를 통해 설명한다.

팔의 방향성과 확장: 상지의 자유로운 사용

팔은 상체와 환경을 연결하는 주요 인터페이스로, 과도한 긴장이나 어깨 올림, 팔꿈치 경직 같은 잘못된 사용이 흔하다. 다음 디렉션은 팔의 방향성과 개방성을 훈련하여, 상지의 비의지적 사용을 촉진한다. 팔은 몸에서 멀어지며 열린다[D09]는 견갑-상완의 원심 확장을 유도하며, 소뇌 기반의 근긴장 조절을 활성화하여 어깨와 팔의 긴장을 해소한다. 팔꿈치는 아래와 앞과 옆으로 향한다[D10]는 팔꿈치의 3차원적 방향성을 설정하여, 전두안 구피질과 운동 피질의 협응을 강화한다. 손은 바닥 방향으로 정렬된다[D11]는 손의 외부 방향성을 통해 두정엽과 전전두엽의 협응을 촉진하며, 손의 과긴장을 방지한다. 손끝은 바닥과 멀어지도록 확장된다[D25]는 손 말단의 원심 투사로 전신 감각 네트워크를 활성화하여, 손끝의 미세 조절을 지원한다. 이 디렉션들은 쓰기, 잡기, 던지기 같은 일상 활동에서 상지의 경직을 해소한다. 키보드 타이핑 중 D09와 D11를 적용하면, 어깨와 손목의 긴장을 줄이고 유연한 손 움직임을 촉진한다. 이는 전거근과 하승모근의 협응을 통해 상지의 기능적 자유도를 높인다[10].

다리의 방향성과 안정성: 하지의 동적 조율

다리는 이동과 지지의 기초로, 골반과의 협응이 필수적이다. 다음 디렉션은 다리의 안정성과 방향성을 훈련하여, 하지의 과긴장과 비효율적 하중 분산을 방지한다. 무릎은 대퇴골 앞쪽을 향한다[D17]는 슬개골의 방향성을 설정하여 기저핵-체성감각 피질의 조절을 강화한다. 발뒤꿈치는 지면과 접촉한다[D18]는 발의 지지 기반을 확보하며, 전정계-척수 루프를 통해 안정성을 유지한다. 움직임 중에도 정렬이 유지된다[D27]는 동적 정렬을 지속하여, 소뇌-기저핵 루프를 활성화하고 이동 중 균형을 지원한다. 이 디렉션들은 걷기, 달리기, 서기에서 하지의 부담을 줄인다. 장거리 걷기 중 D18과 D27를 적용하면, 발과 무릎의 충격을 분산하고 골반-다리의 통합적 하중 조절을 촉진한다. 이는 특히 장시간 서 있는 직업군에서 무릎과 허리의 피로를 완화하는 데 효과적이다[7].

시선과 두개골: 방향성의 중심

시선과 두개골은 신체의 공간적 방향성을 결정하는 핵심 요소이다. 다음 디렉션은 시선과 머리의 투사를 강화하여, 신체와 환경 간의 동적 연결을 촉진한다. 머리는 앞과 위로 투사된다[D02]는 두개골의 전방 상향 투사로, 전두 안구피질-전정계 통합을 활성화한다. 정수리는 천장을 향해 투사된다[D13]는 상향 방향성을 설정하며, 두정엽-전정계 협응을 강화한다. 시야는 정면으로 향하며 눈 위를 의식한다[D26]는 시선 중심화를 통해 전두안구피질-시각 피질을 활성화한다. 이 디렉션들은 발표, 대화, 스포츠 등에서 시선-척추 통합을 강화한다. 예를 들어 강의 중 D26를 적용하면, 시선의 고정으로 인한 목 긴장을 줄이고, 청중과의 자연스러운 상호작용을 촉진한다. 이는 시각 피질과 전두안구피질의 협응을 통해 주의 분배를 개선한다[3].

신경계 통합 작용 요약

전두-안구 피질은 시선과 머리의 방향성을 설정하며, 이는 머리는 앞과 위로 투사된다[D02], 시야는 정면으로 향하며 눈 위를 의식한다[D26] 로 구현된다. 소뇌는 사지의 확장과 리듬 조절을 담당하며, 이는 팔은 몸에서 멀어지며 열린다[D09], 손끝은 바닥과 멀어지도록 확장된다[D25]로 표현된다. 전전두엽과 기저핵은 동적 정렬 유지와 불필요한 반응 억제를 책임지며, 움직임 중에도 정렬이 유지된다[D27], 손은 바닥 방향으로 정렬된다[D11]로 나타난다. 전정계와 척수 루프는 방향성과 지지 통합을 지원하며, 이는 정수리는 천장을 향해 투사된다[D13], 발뒤꿈치는 지면과 접촉한다[D18]로 구현된다.

실천 사례 일상에서의 투사와 확장

사무실 작업에서는 팔은 몸에서 멀어지며 열린다[D09]와 손은 바닥 방향으로 정렬된다[D11]를 통해 어깨와 손목의 긴장을 완화한다. 운동을 준비할 때는 무릎은 대퇴골 앞쪽을 향한다[D17]와 발뒤꿈치는 지면과 접촉한다[D18]를 통해 러닝 전 하지 정렬을 안정화한다. 공개 발표 시에는 시야는 정면으로 향하며 눈 위를 의식한다[D26]로 시선-척추 통합을 유지하여 긴장을 완화한다.

결론

사지와 시선의 투사 및 확장 디렉션은 정렬된 구조를 동적 움직임과 환경 상호작용으로 확장한다. 이 디렉션들은 신체 말단의 자유로운 사용과 공간적 방향성을 훈련하며, 신경계의 통합적 조율을 통해 효율적이고 비의지적인 움직임을 실현한다. 다음 장에서는 메타인지 디렉션을 통해 이러한 실천을 의식적 조율의 차원으로 심화한다.

제5장

메타인지 디렉션
- 억제와 의식적 선택의 훈련

"The right thing does itself if you stop doing the wrong thing."

— F. M. Alexander,

『Constructive Conscious Control of the Individual』, 1923[18]

　　AT40 디렉션 프레임의 메타인지 디렉션([D31]-[D40])은 신체 사용의 자동성을 점검하고, 감각 편향과 의지 과잉을 억제하며, 의식적 선택을 강화하는 상위 조절 장치이다. 이 장에서는 이러한 상위 지시어들이 정렬, 투사, 확장 디렉션과 어떻게 통합되며, 이를 통해 학습자가 반응 패턴을 어떻게 재구성하는지를 탐구한다. 이는 전전두엽, 전대상피질, 내측 전두피질을 활성화하여, 감각 기반 반응을 구조적 기준으로 전환한다. 추가로, 이 지시어들을 감정 조절과 창의적 수행에 적용하는 사례를 통해 실천적 확장성을 구체화한다.

메타인지 디렉션의 기능과 구조

구조 붕괴 점검을 위해 지금 구조가 무너지고 있는가?[D31]는 신체 정렬의 실시간 붕괴를 감지한다. 지지 없이 움직이려 하고 있는가?[D32]는 부적절한 지지 기반을 관찰한다. 반응 억제단계에서는 반응 전에 방향을 설정하고 있는가?[D33]는 자동 반응을 차단하고 움직임을 시작하지 않고 준비하고 있는가?[D34]는 움직임 전 준비 상태를 유지하며, 위치를 고정하려 하지 않는가?[D35]는 과도한 고정(긴장)을 억제한다. 또한 감각-의지 조절위해 감각이 아닌 구조를 기준 삼고 있는가?[D36]는 감각 편향을 억제하고 의지가 움직임을 밀고 있지는 않은가?[D37]는 의지의 과잉 개입을 차단하며 방향을 주고 있는가, 끌려가고 있는가?[D38]는 방향성의 주도권을 관찰한다. 내 중심은 공간 속에 떠 있는가?[D39]는 공간적 중심 감각을 활성화한다. 말하지 않고 방향을 허용하고 있는가?[D40]는 비의지적 허용 상태를 촉진한다.

이 지시어들은 뇌의 전전두엽과 전대상피질을 활성화하여, 즉각적인 반응을 멈추고 잠시 생각할 여유를 만든다. 이를 통해 부교감신경이 작동하여 마음을 안정시키고 신체 감각을 조절한다[14, 23].

메타인지 디렉션의 통합 적용

이 지시어들은 정렬, 투사, 확장 디렉션과 상호작용하며, 실천 루틴에서 상위 조절 역할을 한다. Whispered Ah 실습에서 척추 중심축이 위로 정렬된다[D01]로 정렬을 설정하고, 등은 넓어지고 길어진다[D06]로 흉곽을 확장한 뒤, 말하지 않고 방향을 허용하고 있는가?[D40]를 통해 발성의 자동 긴장을 억제한다.

다음은 지시어들의 통합 루틴 예시로, 신체 정렬과 인식의 통합을 촉진하는 실습 과정이다. 정렬 설정 단계에서는 척추 중심축이 위로 정렬된다[D01]를 통해 머리뼈에서 엉치뼈까지의 수직 정렬을 확보하여 중력선 상의 안정성을 유지한다. 투사 선언 단계에서는 정수리는 천장을 향해 투사된다[D13]를 적용하여 상향 지지감과 방향성을 강화한다. 메타인지 점검 단계에서는 움직임을 시작하지 않고 준비하고 있는가?[D34]를 통해 움직임 전 준비 상태를 유지하며 자동 반응을 억제하고, 감각이 아닌 구조를 기준 삼고 있는가?[D36]를 통해 감각적 편향을 배제하고 구조적 정렬에 집중한다. 확장 유지 단계에서는 등은 넓어지고 길어진다[D06]를 통해 등 근육의 확장과 리듬을 유지하여 전신의 균형과 유연성을 강화한다.

이 루틴은 신체 구조와 의식의 통합을 촉진하며, 감각 기반 반응을 구조적 기준으로 전환하고 정서적 안정성을 지원한다[14, 23].

일상 적용 : 메타인지 루틴의 확장

메타인지 디렉션은 일상에서 감정 조절, 스트레스 관리, 창의적 수행을 강화한다.

대화 중 방어적 말투 같은 충동적 반응을 억제하기 위해 반응 전에 방향을 설정하고 있는가?[D33]를 적용한다. 이는 전대상피질의 억제 회로를 활성화하여 침착한 응답을 유도하며, 부교감신경 활성을 통해 정서적 안정성을 지원한다[14, 23]. 앉아 있을 때 감각이 아닌 구조를 기준 삼고 있는가?[D36]를 통해 구부정한 자세를 점검하고 흉곽 붕괴를 방지한다. 활동 전 의지가 움직임을 밀고 있지는 않은가?[D37]를 통해 과도한 노력을 억제하고, 자연스러운 표현을 촉진한다. 긴장 상황 후 내 중심은 공간 속에 떠 있는가?[D39]를 통해 공간적 중심을 감각화하여 부교감신경 활성을 촉진하며 정서적 안정과 스트레스 완화를 지원한다[23, 25].

이러한 루틴들은 신경가소성을 통해 자동 반응 패턴을 재구성하며, 학습자의 자기 조절 능력을 향상시킨다. 회의 중 스트레스로 인한 긴장을 완화하려면 위치를 고정하려 하지 않는가?[D35]를 반복 선언하여 신체의 고정 패턴을 해체하고, 호흡과 중심축의 안정성을 회복할 수 있다.

신경계 통합 작용 요약

전전두엽, 전대상피질, 내측 전두피질을 활용한 자기 조절 전략은 다음과 같다. 움직임을 시작하지 않고 준비하고 있는가?[D34], 의지가 움직임을 밀고 있지는 않은?[D37]는 전전두엽의 억제 회로를 활성화하여 충동적 반응과 과도한 의지를 억제하며, 부교감신경 활성을 통해 정서적 안정성을 지원한다[14, 23]. 지금 구조가 무너지고 있는가?[D31], 반응 전에 방향을 설정하고 있는가?[D33]는 전대상피질의 오류 감지와 억제 기능을 통해 잘못된 반응을 차단하고, 정서적 안정과 감각 조절을 강화한다[14]. 감각이 아닌 구조를 기준 삼고 있는가?[D36], 내 중심은 공간 속에 떠 있는가?[D39]는 내측 전두피질을 통해 감각 편향을 점검하고 공간적 중심 감각을 활성화하며, 부교감신경 활성으로 정서적 안정성을 지원한다[23, 25].

결론 | 자기 인식과 조절 능력의 근본적 변화

메타인지 디렉션은 AT40 디렉션 프레임의 상위 조절 장치로, 정렬-투사-확장의 실천을 의식적으로 점검하고 조율한다. 이는 신체 사용을 넘어 감정과 인지를 통합적으로 재구성하도록 도우며, 다음 장에서 다룰 구체

알렉산더 테크닉: 정렬하는 몸, 변화하는 삶

적인 실습의 기반이 된다. 이러한 자기 점검을 실천하는 것은 단순한 훈련을 넘어, 신경가소성을 통해 학습자의 자기 인식과 조절 능력을 근본적으로 변화시키며, 부교감신경 활성화를 통해 정서적 안정을 돕는다[2, 23].

제6장

자세 실습의 적용
- 구조적 루틴과 의식적인 자기 조절 훈련

"When you stop doing the wrong thing, the right thing does itself."
— F. M. Alexander

AT40 디렉션 프레임은 선언형 언어를 통해 신체 사용을 재구성하며, 그 힘은 자세 실습을 통해 체화된다. 본 장에서는 대표 자세—Whispered Ah, Semisupine, Monkey, Lunge, Hands on the Back of the Chair, Back on the Chair—를 통해 디렉션이 구조적 재조정, 신경계 통합, 의식적인 자기 조절 훈련으로 어떻게 전개되는지를 설명한다. 각 자세는 신체 구조와 의식의 통합을 촉진하며, 일상으로의 전이를 위한 실습 도구로 작동한다.

알렉산더 테크닉 자세 실습

1. Semisupine - 이완과 중립 회복

정의

Semisupine은 바닥에 누운 상태에서 후두-천골 정렬과 호흡 중심을 회복하는 이완 실습이다. 감각 기반 반응을 억제하고 구조적 기준을 재설정하며, 신체의 중립 상태를 체화한다. 예컨대, 감각이 아닌 구조를 기준 삼고 있는가?[D36]는 감각 편향을 점검하고, 내 중심은 공간 속에 떠 있는가?[D39]는 공간적 중심 감각을 강화한다.

사용 목적

후두와 천골 사이의 정렬을 안정화한다. 호흡 중심을 회복하고 흉곽을 개방한다. 감각에만 의존하려는 경향을 억제하고, 부교감신경을 활성화하여 스트레스를 완화한다.

흔한 오용

머리를 바닥에 누르며 경추에 긴장을 유발한다. 이는 경추는 뒤와 위로 정렬된다[D03]를 통해 경추의 자연스러운 정렬로 대처한다 골반 비틀림으로 천골 지지를 상실한다. 이는 골반은 대퇴골 위에 놓인다[D16]로 골반의 중립적 정렬을 회복한다. 편안함이라는 감각에 의존하여 구조적 정렬을 무시한다. 이는 감각이 아닌 구조를 기준 삼고 있는가?[D36]로 구조적 기준을 재확립한다.

실습 루틴

경추는 뒤와 위로 정렬된다[D03]와 골반은 대퇴골 위에 놓인다[D16]를 선언하여 후두-천골 정렬을 설정한다(정렬 설정). 감각이 아닌 구조를 기준 삼고 있는가?[D36]를 통해 감각 의존을 억제하고 구조 기준을 유지한다(감각 점검). 내 중심은 공간 속에 떠 있는가?[D39]를 선언하여 중력 속 공간적 중심을 재인식한다(중심 감각). 호흡과 중심축의 자연스러운 리듬을 감지하며 이완 상태를 체화한다(유지).

신경생리학적 정당화

경추는 뒤와 위로 정렬된다[D03]와 골반은 대퇴골 위에 놓인다[D16]는 전정계-척수 루프를 통해 정적 안정성을 회복하며[4], 부교감신경 활성을 지원한다[23]. 감각이 아닌 구조를 기준 삼고 있는가?[D36]는 내측 전전두엽과 두정엽의 감각 지도 재조정을 촉진한다[14, 4]. 내 중심은 공간 속에 떠 있는가?[D39]는 부교감신경 활성을 통해 정서적 안정과 스트레스 완화를 지원한다[23].

실천 사례

장시간 서서 일한 후 5분간 이 루틴을 적용하면 경추와 골반의 긴장이 완화되고 호흡이 안정된다. 간호사가 퇴근 후 이 실습을 수행하면 피로 회복이 촉진된다.

2. Monkey - 동적 정렬과 준비 상태

정의

Monkey는 고관절 굽힘과 척추 신장을 유지하며 중력과의 동적 조화를 훈련하는 자세이다. 준비 상태에서의 긴장 억제와 시선-척추 통합을 강조한다. 예컨대, 움직임을 시작하지 않고 준비하고 있는가?[D34]는 충동적 반응을 억제하고 의식적 준비를 촉진한다.

사용 목적

중력에 적응하며 척추를 신장시키고 시선과 척추의 방향성을 통합한다. 움직임 전 '준비 상태'를 유지하고 불필요한 긴장을 억제하며 동적 균형과 이동성을 향상시킨다.

흔한 오용

고관절 대신 요추를 굽힌다. 이는 골반은 대퇴골 위에 놓인다[D16]로 골반의 중립적 정렬을 회복하여 대처한다. 정수리의 방향성 투사를 상실한다(머리 처짐). 이는 정수리는 천장을 향해 투사된다[D13]로 머리의 수직 정렬을 복원하여 대처한다. 준비 상태를 무시하고 성급하게 움직인다. 이는 움직임을 시작하지 않고 준비하고 있는가?[D34]를 자문하여 불필요한 의도적 노력을 억제한다.

실습 루틴

척추 중심축이 위로 정렬된다[D01]를 선언하여 중력중심을 안정화한다(중심 정렬). 정수리는 천장을 향해 투사된다[D13]를 통해 시선-척추 통합을 설정한다(투사 설정). 등은 넓어지고 길어진다[D06]로 흉곽과 등 근육을 확장한다(확장 유지). 움직임을 시작하지 않고 준비하고 있는가?[D34]를 선언하여 반응 전 준비 상태를 유지한다(준비 점검).

신경생리학적 정당화

척추 중심축이 위로 정렬된다[D01]와 정수리는 천장을 향해 투사된다[D13]는 두 정엽-전정계 협응을 통해 방향성을 설정하며4, 부교감신경 활성을 지원한다[23]. 등은 넓어지고 길어진다[D06]는 소뇌 기반의 리듬 조절을 강화한다[18]. 움직임을 시작하지 않고 준비하고 있는가?[D34]는 전전두엽의 억제 회로를 활성화하여 자동 반응을 차단한다[14].

실천 사례

무거운 상자를 들기 전 이 루틴을 적용하면, 고관절 중심의 움직임과 척추 안정성을 통해 허리에 가해지는 부담을 줄일 수 있다.

3. Lunge - 이동과 환경 통합

정의

Lunge는 전진 이동 중 골반 중심과 환경 리듬을 조율하는 동적 자세이다. 이동 안정성, 환경 동기화, 반응 억제를 훈련하며, 하지 정렬과 방향성 자각을 통합한다. 예컨대, 무릎은 대퇴골 앞쪽을 향한다[D17]는 하지의 안정성을 설정하고, 방향을 주고 있는가, 끌려가고 있는가?[D38]는 이동 중 방향성 자각을 관찰한다.

사용 목적

움직임 중 동적 정렬과 골반의 중심을 유지하고 주변 환경과의 리듬 조화를 이루며 충동적 반응을 억제하며 의식적인 방향성을 설정하고 이동하는 동안의 균형과 효율성을 향상시킨다.

알렉산더 테크닉: 정렬하는 몸, 변화하는 삶

흔한 오용

이동 중 골반이 틀어진다(골반 불균형). 이는 골반은 대퇴골 위에 놓인다[D16]로 골반의 중립적 정렬을 회복하여 대처한다. 흉곽이 수축하고 어깨가 전방으로 이동한다(상체 붕괴). 이는 흉골은 앞과 위로 향한다[D04]로 흉곽을 열어 정렬을 복원하여 대처한다. 준비 없이 급격하게 이동한다(충동적 이동). 이는 반응 전에 방향을 설정하고 있는가?[D33]를 자문하여 불필요한 충동적 움직임을 억제한다.

실습 루틴

골반은 대퇴골 위에 놓인다[D16]와 무릎은 대퇴골 앞쪽을 향한다[D.7]는 지시어를 생각하며 골반과 하지의 안정성을 인지한다(기반 설정). 시야는 정면으로 향하며 눈 위를 의식한다[D26]와 움직임 중에도 정렬이 유지된다[D27]을 통해 시선과 움직임의 지속적인 조화를 탐색한다(동적 조율). 전신은 환경과 함께 리듬을 유지한다[D28]와 몸과 환경이 하나의 구조로 연결된다[D30]를 통해 주변 환경과의 동기화를 시도한다(환경 통합). 반응 전에 방향을 설정하고 있는가?[D33]와 방향을 주고 있는가, 끌려가고 있는가?[D38]라고 자문하며 방향성에 대한 자각을 관찰한다(메타인지 점검)

신경생리학적 정당화

골반은 대퇴골 위에 놓인다[D16]와 무릎은 대퇴골 앞쪽을 향한다[D17]는 기저핵-소뇌 루프로 동적 안정성을 유지하며[18, 19], 부교감신경 활성을 지원한다[23]. 시야는 정면으로 향하며 눈 위를 의식한다[D26]는 전두안구피질-시각 피질을 통해 시선 중심화를 촉진한다[4]. 움직임 중에도 정렬이 유지된다[D27], 전신은 환경과 함께 리듬을 유지한다[D28]등은 전전두엽-소뇌 네트워크를 통해 환경과의 리듬 동기화를 강화한다[3, 18]. 메타인지 지시어들인 반응 전에 방향을 설정하고 있는가?[D33]와 방향을 주고 있는가, 끌려가고 있는가?[D38]는 전대상피질의 억제 기능을 통해 충동적 반응을 차단하며 자신을 돌아보는 능력을 키워 준다[14].

실천 사례

계단 오르기 전 1분간 이 루틴을 적용하면 골반 중심과 리듬 조화를 통해 무릎과 허리 부담을 줄이고 효율적 이동을 촉진한다. 러닝 중 무릎은 대퇴골 앞쪽을 향한다[D17]로 하지 정렬을 유지하고, 방향을 주고 있는가, 끌려가고 있는가?[D38]로 보폭 방향성을 점검하면 안정적 주행이 가능하다. 또한, 시야는 정면으로 향하며 눈 위를 의식한다[D26]를 적용하면 시선 안정화로 장애물 회피가 개선된다.

4. Hands on the Back of the Chair – 상지와 흉추의 통합

정의

Hands on the Back of the Chair는 양손을 의자 등받이에 얹고 고관절 굽힘hip hinge을 통해 머리-목-척추 정렬을 유지하며 전방으로 이동하는 자세이다. 상지 방향성, 흉추 개방, 하중 분산을 통합적으로 훈련한다. 의지가 팔을 밀고 있지는 않은가?[D37]는 과도한 노력을 억제한다.

사용 목적

상지(어깨-팔꿈치-손)의 정렬된 사용법을 익히고 흉추를 확장하고 견갑골의 안정성을 회복하며 발-고관절-손으로 이어지는 하중의 증심을 연결한다. Monkey 자세를 동적으로 확장 응용한다. 불필요한 수의적 긴장을 억제하고 방향성을 유지한다.

흔한 오용

삼두근과 건갑골 하강근 과사용으로 경직을 유발한다(팔로 의자 누르기). 이는 팔은 몸에서 멀어지며 열린다[D09]를 통해 팔의 자연스러운 개방성을 회복하여 대처한다. 어깨를 뒤로 당기며 흉골이 닫힌다(흉추 납작함). 이는 흉골은 앞과 위로 향한다[D04]로 흉곽을 열어 정렬을 회복한다. 경추 정렬이 붕괴된다(고개 앞으로 빠짐). 이는 경추는 뒤와 위로 정렬된다[D03]로 경추의 자연스러운 곡선을 복원하여 대처한다. 고관절 대신 요추를 굽힌다(허리 굽힘). 이는 골반은 대퇴골 위에 놓인다[D16]로 골반의 중립적 정렬을 유지하여 대처한다.

실습 루틴

① 준비

척추 중심축이 위로 정렬된다[D01]와 경추는 뒤와 위로 정렬된다[D03] 지시어를 생각하며 척추와 경추의 정렬을 인지한다. 흉골은 앞과 위로 향한다[D04]로 흉곽을 개방하고, 팔은 몸에서 멀어지며 열린다[D09]로 어깨와 팔을 확장한다.

② 자세 구성

발을 골반 너비로 하고 발뒤꿈치는 지면과 접촉한다[D18]로 지면 접촉을 인지한다. 고관절을 굽혀 전방으로 기울이며 양손을 의자 등받이에 얹고, 팔꿈치는 아래와 앞과 옆으로 향한다[D10]와 손은 바닥 방향으로 정렬된다[D11] 지시어로 방향성을 유지한다.

③ 유지 및 적용

등은 넓어지고 길어진다[D06]로 등의 확장과 흉추 개방을 유지한다. 지지 없이 움직이려 하고 있는가?[D32]와 의지가 팔을 밀고 있지는 않은가?[D37]라고 자문하며 의지적 개입을 점검하고, 흉추-경추-상지-지면의 구조적 연결성을 관찰한다[10, 25].

신경생리학적 정당화

팔꿈치는 아래와 앞과 옆으로 향한다[D10]와 손은 바닥 방향으로 정렬된다[D11]는 견갑-상완-팔꿈치의 전방 투사를 통해 상지의 비의지적 사용을 강화하며, 전거근과 하승모근 협응을 유도한다[10]. 등은 넓어지고 길어진다[D06]는 흉곽 개방과 견갑골 안정성을 촉진하며, 소뇌 기반 근긴장 조절을 활성화한다[3, 18]. 메타 지시어들인 지지 없이 움직이려 하고 있는가?[D32]와 의지가 팔을 밀고 있지는 않은가?[D37]는 전전두엽-전대상피질의 억제 회로를 활성화하여 의지적 개입을 차단하고[14], 부교감신경 활성으로 정서적 안정과 스트레스 완화를 지원한다[23].

실천 사례

책상에서 자료 정리나 회의 준비 중 2분간 이 루틴을 적용하면 상지와 흉추의 긴장을 완화하고 효율적 움직임을 유지한다. 사무직 근로자가 이 실습을 반복하면 어깨 통증이 감소하고 작업 자세가 개선된다.

5. Back on the Chair - 편안히 앉는 감각을 깨우는 연습

정의

Back on the Chair는 의자에 앉아 등을 등받이에 지지하며 척추 중심축과 좌골 지지를 회복하는 정렬 실습이다. 앉기 동작의 자동성을 회복하고 부교감신경 활성을 통해 이완 상태를 유도한다. 특히, 말하지 않고 방향을 허용하고 있는가?[D40]는 감각 기반 편향을 억제하고 비의지적 이완 상태를 촉진하며, 턱은 목 위에 놓인다[D12]는 앉는 과정에서 턱과 목의 긴장을 완화한다.

사용 목적

척추의 정렬과 좌골 중심의 지지를 회복하고 앉는 동작에서 나타나는 자동적인 긴장 패턴을 차단한다. 등받이 지지를 통해 부교감신경을 활성화하고 이완을 유도하며 의식적인 자기 질문을 통해 감각의 왜곡을 점검하고 훈련한다.

흔한 오용

등받이에 과도한 압력을 가하며 긴장을 축적한다(힘으로 기대기). 이는 등은 넓어지고 길어진다[D06]를 통해 등 부위의 공간적 확장으로 대처한다. 고관절 회전 없이 허리를 접는다(척추 붕괴). 이는 골반은 대퇴골 위에 놓인다[D16]를 자문하여 불필요한 의도적 노력을 억제한다. 몸을 의도적으로 누르며 경직을 유발한다(의지적 누름). 이는 의지가 등을 누르고 있지는 않은가?[D37]를 자문하여 불필요한 의도적 노력을 억제한다. 편안함이라는 감각에 의존하며 구조를 무시한다(감각 의존). 이는 말하지 않고 방향을 허용하고 있는가?[D40]로 구조적 기준을 우선하여 대처한다. 턱을 앞으로 밀며 경추를 경직시킨다(턱 긴장). 이는 턱은 목 위에 놓인다[D12]로 턱과 경추의 중립적 정렬을 회복하여 대처한다.

실습 루틴

준비 단계로 척추 중심축이 위로 정렬된다[D01]와 경추는 뒤와 위로 정렬된다[D03] 지시어를 생각하며 척추와 경추의 정렬을 인지한다. 골반은 대퇴골 위에 놓인다[D16]로 궁둥뼈 지지를 확보하고, 턱은 목 위에 놓인다[D12]로 턱과 목의 긴장을 완화한다. 앉기 동작에서는 발뒤꿈치는 지면과 접촉한다[D18]로 지면 접촉을 확인한다. 고관절 중심 굽힘으로 앉으며, 골반은 대퇴골 위에 놓인다[D16]를 유지한다. 몸을 기대는 과정에서는 등은 넓어지고 길어진다[D06]로 등 확장을 유지하며 등받이에 기댄다. 지지 없이 움직이려 하고 있는가?[D32]와 의지가 등을 누르고 있지는 않은가?[D37]이라고 자문하며 불필요한 힘의 개입을 관찰한다. 이러한 상태를 유지하기 위해서 말하지 않고 방향을 허용하고 있는가?[D40]라고 자문하며 감각 편향을 억제하고, 호흡과 함께 척추와 궁둥뼈의 연결을 인지한다[25].

신경생리학적 정당화

척추 중심축이 위로 정렬된다[D01]와 골반은 대퇴골 위에 놓인다[D16]는 기저핵-두정엽을 통해 척추-골반 안정성을 강화하며[4, 19], 부교감신경 활성을 지원한다[23]. 등은 넓어지고 길어진다[D06]는 소뇌 기반의 등 근육 확장 조절을 유도한다[3, 18]. 턱은 목 위에 놓인다[D12]는 턱관절과 설골의 긴장을 완화하여 경추 안정성을 지원한다[10, 25]. 지지 없이 움직이려 하고 있는가?[D32], 의지가 등을 누르고 있지는 않은가?[D37], 말하지 않고 방향을 허용하고 있는가?[D40]는 전전두엽-전대상피질의 억제 회로를 활성화하여 의지적 개입을 차단하고[14], 부교감신경 활성으로 정서적 안정과 스트레스 완화를 지원한다[23].

실천 사례

장시간 회의나 강의 중 2분간 이 루틴을 적용하면 좌골 지지의 등받이 활용으로 척추 압박을 줄이고 긴장 완화를 촉진한다. 학생이 시험 준비 중 턱은 목 위에 놓인다[D12]와 말하지 않고 방향을 허용하고 있는가?[D40]를 떠올리면 턱 긴장이 완화되고 집중력이 향상된다. 또한, Whispered Ah에서의 [D40] 적용 경험을 연계하면 발성 긴장 억제에도 활용 가능하다.

헷갈리기 쉬운 디렉션, 명확하게 구분하고 활용하기

AT40 디렉션 프레임 내에서, 표현은 유사하지만 그 기능과 목적이 다른 디렉션들은 정확한 실천을 위해 명확한 구분이 필요하다. 척추 중심축이 위로 정렬된다[D01]는 정지 상태의 중심축을 설정하는 기초 정렬 명령이고, 움직임 중에도 정렬이 유지된다[D27]는 동적 유지 명령으로, 각각의 뇌 회로와 적용 맥락이 다르다. 이러한 구분은 실습 정확도와 디렉션 선택의 적절성에 필수적이다. 아래는 대표적인 유사 디렉션 쌍의 비교와 활용 가이드이다. 이 미묘한 차이를 이해하는 것은 수련의 깊이를 더하는 핵심적인 과정이다.

1. 척추의 정렬 vs. 움직임 속 정렬

척추 중심축이 위로 정렬된다[D01] 움직임 중에도 정렬이 유지된다[D27], D01은 주로 정지 상태에서 몸의 중심축을 설정하는 기초 정렬 명령이다. 이는 건물의 설계도처럼, 모든 움직임의 기준이 되는 수직축을 뇌에 각인시키는 정적인 과정이다. 반면, D27은 걷거나 몸을 비트는 등 움직임이 시작된 후에 그 설계도가 무너지지 않도록 지속적으로 상기시키는 동적 유지 명령이다. 즉, D01이 두정엽의 위치 평가 기능을 활용한 상태에 대한 선언이라면, D27은 소뇌-기저핵 루프를 통한 과정에 대한 자각이다[18, 19].

2. 목의 안정 vs. 머리의 방향

경추는 뒤와 위로 정렬된다[D03] 머리는 앞과 위로 투사된다[D02], D03은 목뼈 자체의 안정적인 기반을 만드는 데 집중하는 내적인 구조 조정이다. 앞으로 빠지기 쉬운 머리 무게 중심을 뒤로 가져와 목 뒤 공간을 확보한다. 반면, D02는 안정된 목을 기반으로 머리와 시선이 나아갈 공간적 방향을 설정하며, 몸 전체의 움직임을 선도하는 외적인 투사 명령이다. 안정된 교각(D03)이 있어야 그 위로 차(D02)가 힘차게 나아갈 수 있듯, 목의 안정은 자유로운 머리 움직임의 전제 조건이 된다[10, 4].

3. 가슴의 개방 vs. 가슴의 지지

흉골은 앞과 위로 향한다[D04] 흉곽은 아래로 무너지지 않도록 유지된다[D21], D04는 흉곽을 적극적으로 열어 호흡 공간을 확보하는 투사의 방향이다. 흉골이 앞과 위로 향하는 생각을 통해 움츠러든 가슴을 활짝 펼친다. 반면, D21은 숨을 내쉴 때나 중력에 의해 가슴이 아래로 꺼지는 것을 방지

알렉산더 테크닉: 정렬하는 몸, 변화하는 삶

하는 소극적 지지의 방향이다. 흉곽의 부피를 유지하여 몸의 중심이 무너지는 것을 막는 버팀목 역할을 한다. D04가 확장하는 느낌이라면, D21은 그 공간을 지키는 느낌이다[10, 5].

4. 어깨와 팔의 3단계 자유: 정렬, 확장, 그리고 해방

어깨는 양옆으로 정렬된다[D08] 어깨는 양옆으로 넓어진다[D19]팔은 몸에서 멀어지며 열린다[D09], 이 세 디렉션은 팔을 해방하는 3단계 로드맵으로 이해할 수 있다. D08은 해부학적 정렬로, 쇄골과 견갑골의 이상적인 위치를 설정하는 정적인 기준점이다. D19는 이를 바탕으로 좁아지려는 습관에 맞서 좌우로 공간을 만드는 동적 확장이다. 마지막으로 D09는 안정되고 넓어진 어깨를 기반으로, 팔 전체가 몸통으로부터 온전히 해방되어 독립적인 자유를 얻게 하는 가장 고차원적인 디렉션이다[10].

5. 팔꿈치의 두 가지 상태: 안정적 휴식과 동적 준비

팔꿈치는 아래와 옆을 향한다[D20] 팔꿈치는 아래와 앞과 옆으로 향한다[D10], D20는 팔을 사용하지 않을 때 불필요한 긴장을 빼고 안정적인 정지(Stop/Neutral) 상태를 만드는 이완의 디렉션이다. 반면, D10은 여기에 '앞으로'라는 가능성을 더해, 타이핑이나 글쓰기 등 무언가를 조작하기 위한 준비(Ready/Go) 상태를 만드는 출발 신호이다. 쉴 때와 움직일 때를 명확히 구분하여 에너지 효율을 극대화한다[10].

6. 손의 정렬과 확장: 방향 설정을 넘어 관계 설정으로

손은 바닥 방향으로 정렬된다[D11] 손끝은 바닥과 멀어지도록 확장된다[D25],

D11은 팔의 무게를 통해 손이 자연스럽게 중립 위치를 찾도록 하는 소극적 이완에 가깝다. 모든 정교한 손 움직임을 위한 리셋 버튼이다. 반면, D25는 손끝에서부터 척추까지 이어지는 연결된 길이를 생각하게 하여, 뇌의 신체 지도를 확장하는 적극적 확장이다. 전자가 내려놓음이라면 후자는 뻗어 나감이다[10].

7. 골반의 정렬 vs. 움직임 속 골반

골반은 대퇴골 위에 놓인다[D16] 움직임 중에도 정렬이 유지된다[D27], D16은 서 있거나 앉을 때 골반의 기초 위치를 설정하는 정지 상태의 지지 기능에 집중한다. D27은 그 설정된 골반 중심이 움직이는 동안 동적 관성에 의해 안정성을 잃지 않도록 상기시키는 역할을 한다[2, 25].

8. 전신의 상태: 기계적 안정과 유기적 부력

중심축은 중력선 위에 안정된다[D29] 몸 전체가 수직선 위에 부력으로 떠 있다[D23] 내 중심은 공간 속에 떠 있는가?[D39], 이 세 디렉션은 '이해[D29]'에서 '경험[D23]'으로, 그리고 최종적으로 '자각[D39]'으로 나아가는 수련의 심화 단계를 보여준다. D29가 중력선에 기반한 객관적 사실의 인지라면, D23은 부력이라는 은유를 통해 주관적 경험을 창조한다. 그리고 D39는 그 경험을 의식적으로 점검하고 조율하는 객관적 자기 관찰이다[4, 25].

9. 감각의 함정 vs. 의지의 함정

감각이 아닌 구조를 기준 삼고 있는가?[D36] 의지가 움직임을 밀고 있지는 않은가?[D37], 둘 다 자신을 돌아보는 과정이지만, 억제 대상이 다르다. D36은

알렉산더 테크닉: 정렬하는 몸, 변화하는 삶

'편하다'는 감각의 함정을 경계하고 해부학적 구조라는 객관적 기준을 따르도록 요구한다. 반면, D37은 '잘해야지.' 하는 과도한 의지가 오히려 긴장을 만드는 의지의 함정을 경계한다[14].

10. 움직임의 계획 vs. 움직임의 멈춤

반응 전에 방향을 설정하고 있는가?[D33] 움직임을 시작하지 않고 준비하고 있는가?[D34], D33은 낡은 습관이 튀어나오기 전에 더 나은 방향을 미리 계획하는 전술적 방향 설정이다. 반면, D34는 그 계획을 실행하기 직전, 순간적으로 멈추고 기다리는지를 묻는 실행 억제 루프를 관찰한다. D33이 새로운 목적지를 설정하는 것이라면, D34는 그 목적지로 출발하기 전에 잠시 숨을 고르며 자세를 가다듬는 것이다[14].

결론 | 정확한 이해가 실천의 깊이를 더한다

유사 디렉션의 명확한 구분과 활용 전략은 실습의 정확성과 효과를 높이는 데 필수적이다. 이러한 비교는 학습자가 각 디렉션을 선택할 때 맥락적 적합성을 보장하고, 그 고유한 신경생리학적 작용을 이해하고 적용함으로써 실천의 깊이를 더하도록 돕는다[2, 25].

제7장

일상과 감정 조절로의 확장
- AT40 디렉션의 실천 전이

"The use of the self is the use of life."
— F. M. Alexander,
『Constructive Conscious Control of the Individual』, 1923[15]

　알렉산더 테크닉AT의 AT40 디렉션 프레임은 단순한 자세 훈련의 영역을 넘어, 복잡한 일상 활동과 미묘한 감정 조절의 영역으로 그 영향력을 확장한다. 이 장에서는 디렉션들이 업무 환경, 대화 상황, 신체 활동 같은 일상적인 맥락 속에서 어떻게 적용될 수 있는지 탐구한다. 또한 스트레스, 불안, 갈등과 같은 도전적인 감정적 상황 속에서 학습자의 신체적 및 정서적 자기 조절 능력을 어떻게 근본적으로 강화하는지 구체적으로 살펴본다. 정렬, 투사, 확장, 메타인지 디렉션은 신경계의 통합적 조율을 통해 몸에 굳어진 자동 반응 패턴을 섬세하게 재구성하며, 삶의 전반에 걸쳐 조화로운 '자기 사용self-use'을 가능하게 한다. 추가로, 감정 조절과 창

의적 수행에 대한 디렉션 적용 사례를 구체화하여 실천적 전이 가능성을
심화한다.

일상 활동에서의 디렉션 적용

AT40 디렉션은 일상 활동에서 신체 사용의 효율성과 편안함을 놀랍도
록 높인다. 주요 활동과 이에 대응하는 디렉션의 예시는 다음과 같다.

사무실 작업 시 장시간 앉아 있을 때 척추 중심축이 위로 정렬된다[D01], 팔
은 몸에서 멀어지며 열린다[D09]와 같은 디렉션은 척추 압박과 어깨 긴장을
효과적으로 완화한다. 또한 감각이 아닌 구조를 기준 삼고 있는가?[D36]라는
점검은 전전두엽-기저핵 루프를 통해 자세 붕괴를 억제하며[14, 9], 부교감
신경 활성을 지원하여 정서적 안정성을 강화한다[23]. 컴퓨터 작업 중 5분
마다 팔은 몸에서 멀어지며 열린다[D09]를 떠올리면, 상지 긴장이 해소되고
작업 집중력이 향상된다.

걷기와 이동할 때 골반은 대퇴골 위에 놓는다[D16]와 발뒤꿈치는 지면과 접
촉한다[D18]는 골반과 다리의 하중을 효율적으로 분산시켜 무릎과 요추의
부담을 현저히 감소시킨다. 나아가 움직임 중에도 정렬이 유지된다[D27]는
소뇌-전정계 루프를 활성화하여 이동 효율성을 높이며[4, 18], 부교감신경
활성을 지원한다[23]. 출퇴근길에 D18과 D27을 함께 적용하면, 보행 리듬
이 안정되고 피로가 감소하는 것을 경험할 수 있다.

대화와 발표 중에는 정수리는 천장을 향해 투사된다[D13]와 시야는 정면으
로 향하며 눈 위를 의식한다[D26]는 시선과 척추를 통합하여 목의 긴장을 효
과적으로 완화한다. 특히 반응 전에 방향을 설정하고 있는가?[D33]는 전대상

피질의 억제 회로를 통해 충동적 반응을 억제하며, 정서적 안정성을 지원한다[14, 23]. 프레젠테이션 중 D26과 D33을 적용하면, 긴장된 발성을 줄이고 청중과의 자연스러운 소통을 촉진할 수 있다.

감정 조절에서의 디렉션 적용

AT40 디렉션은 감정 조절에서 강력하고 실용적인 도구로 작용한다. 감정 반응은 신체 긴장 패턴과 밀접하게 연결되어 있으며, 디렉션은 이러한 패턴을 구조적 기준으로 섬세하게 재조정한다.

1. 불안과 긴장 완화

불안 상황에서 흉골은 앞과 위로 향한다[D04]는 흉곽을 개방하여 호흡을 안정시키고, 내 중심은 공간 속에 떠 있는가?[D39]는 신체적 무게감을 덜어준다. 또한 의지가 움직임을 밀고 있지는 않은가?[D37]를 통해 과도한 긴장을 점검하는 것은 부교감신경 활성을 촉진하고 전전두엽의 억제 회로를 통해 불안 반응을 억제하며 정서적 안정성을 지원한다[14, 23]. 시험 전 불안 시 D04와 D39를 3분간 적용하면, 정서적 안정과 긴장 완화를 촉진한다.

2. 갈등 상황에서의 침착 유지

반응 전에 방향을 설정하고 있는가?[D33]와 감각이 아닌 구조를 기준 삼고 있는가?[D36]는 갈등 상황에서 매우 효과적이다. 이 디렉션들은 전대상피질과 내측 전전두엽의 억제 회로를 통해 충동적이고 방어적인 반응을 차단하고, 부교감신경 활성을 통해 감정적 안정성을 유지하도록 돕는다[14, 23]. 논쟁 중 D33을 자문하면 감정적 대응을 억제하고 침착한 대응이 가능하다.

알렉산더 테크닉: 정렬하는 몸, 변화하는 삶

3. 창의적 수행에서의 자연스러운 표현

움직임을 시작하지 않고 준비하고 있는가?[D34]와 말하지 않고 방향을 허용하고 있는가?[D40]는 창의적 활동에서 과도한 노력을 억제하는 데 핵심적이다.

이들은 전전두엽-소뇌 루프를 통해 의지적 개입을 줄이고, 자연스러운 표현이 발현되도록 촉진한다[3, 14, 18]. 연기나 춤 연습 중 D40를 적용하면, 의식의 방해 없이 표현의 유연성이 향상된다.

실천 루틴 일상과 감정 통합 메타루틴

지금 구조가 무너지고 있는가?[D31]와 감각이 아닌 구조를 기준 삼고 있는가?[D36]로 현재의 긴장 패턴을 관찰한다(구조 감지). 척추 중심축이 위로 정렬된다[D01]와 골반은 대퇴골 위에 놓인다[D16]로 신체 중심을 안정화한다(정렬 설정). 정수리는 천장을 향해 투사된다[D13]와 시야는 정면으로 향하며 눈 위를 의식한다[D26]로 공간적 방향성을 설정한다(방향성 선언). 움직임을 시작하지 않고 준비하고 있는가?[D34]와 의지가 움직임을 밀고 있지는 않은가?[E37]로 반응을 억제하고 조율한다(반응 조율). 바쁜 업무 중 2분간 이 메타루틴을 적용하면, 자세 붕괴와 감정적 긴장이 완화되고 집중력과 효율성이 향상된다. 이는 신경가소성을 통해 새로운 사용 패턴을 내면화하는 과정이다[3, 19].

신경계 통합 작용 요약

전전두엽, 전대상피질, 소뇌, 전정계의 기능을 활용한 자기 조절 및 환경 적응 전략은 다음과 같다. 움직임을 시작하지 않고 준비하고 있는가?[D34]와 의지가 움직임을 밀고 있지는 않은가?[D37]는 전전두엽의 억제 회로를 활성화하여 충동적 반응과 과도한 의지를 억제하고, 부교감신경을 통해 정서적 안정성을 지원한다[14, 23]. 반응 전에 방향을 설정하고 있는가?[D33]와 지금 구조가 무너지고 있는가?[D31]는 전대상피질의 오류 감지와 억제 기능을 통해 반응 전 방향을 설정하고 구조적 붕괴나 잘못된 반응을 차단하여 정서적 안정성을 강화한다[14]. 소뇌는 전신은 환경과 함께 리듬을 유지한다[D28]와 몸과 환경이 하나의 구조로 연결된다[D30]는 지시어를 통해 전신의 리듬을 환경과 조화시키고 몸과 환경을 하나의 구조로 연결하여 움직임의 조화를 촉진한다[3, 18]. 전정계는 정수리는 천장을 향해 투사된다[D13]와 시야는 정면으로 향하며 눈 위를 의식한다[D26]는 지시어를 통해 정수리의 천장 투사와 정면 시야 및 눈 위 의식을 강화하여 공간적 위치와 방향성을 명확히 한다[4].

결론 | 자기 조절 능력을 삶의 전반으로 확장하기

AT40 디렉션 프레임은 일상 활동과 감정 조절로 확장되어, 신체적 · 정서적 자기 조절 능력을 근본적으로 강화한다. 정렬, 투사, 확장, 메타인지 디렉션은 신경계의 통합적 조율을 통해 자동 반응을 재구성하며, 학습자의 삶 전반에 걸쳐 조화로운 사용을 실현한다. 이러한 실천은 단순한 훈련을 넘어, 신경가소성을 통해 존재 방식의 근본적 변화를 가능하게 하는 강력한 도구이다[2, 3].

알렉산더 테크닉: 정렬하는 몸, 변화하는 삶

맺는 말

이 책은 알렉산더 테크닉AT을 단순한 신체 훈련의 차원을 넘어, 신체와 마음, 환경이 유기적으로 통합되는 삶의 실천으로 재정의한 여정입니다. AT40 디렉션 프레임은 무의식적 습관의 반복을 끊고, 의식적인 방향성과 구조적 조율을 통해 새로운 자기 사용self-use의 가능성을 여는 정교한 도구입니다. 정렬된 척추, 확장된 흉곽, 투사된 시선, 메타인지적 점검은 단순한 자세 조정이 아니라, 감정의 순환, 관계의 질, 일상적 리듬의 재구성에 깊이 개입하는 언어 기반의 구조적 지시입니다.

이 책에서 제시된 실천은 완결된 해답이 아니라, 각자의 삶에 적용되고 변화하는 시작점입니다. 지금 구조가 무너지고 있는가?, 감각이 아닌 구조를 기준 삼고 있는가?와 같은 디렉션 질문들은 단순한 자기 점검을 넘어, 신체-신경계-환경 간 공명적 회복의 문을 엽니다. 매일의 긴장과 반복되는 반응의 틈에서 이 질문들을 떠올릴 때, 몸과 마음은 보다 여유롭고 반응적인 상태로 되돌아갈 수 있는 가능성을 회복합니다.

알렉산더 테크닉은 기술이 아니라, 삶을 재정렬하는 철학이자 실천의 틀입니다. 이 책이 독자 여러분이 더욱 명료하고 자유롭게 자기 자신을 사용할 수 있도록, 그리고 구조와 감정, 환경 사이의 흐름을 새롭게 감지하고 조율할 수 있도록 안내하는 실천적 동반자가 되기를 진심으로 바랍니다.

에필로그

길 잃은 감각의 시대, 의식의 지도를 펼치다

이 책은 하나의 질문에서 시작되었습니다. 어쩌면 그것은 알렉산더 테크닉AT 수련 과정에서 저 자신이 느꼈던 깊은 혼란과 의구심의 다른 이름이었을지도 모릅니다.

수련을 깊이 해나가면서, 저에게는 하나의 어려운 질문이 생겼습니다. AT의 핵심인 '의식적 방향성'과 수련 중에 자연스럽게 찾아오는 '편안한 감각' 사이에서 어떻게 균형을 잡아야 하는가 하는 점이었습니다. 물론 감각은 소중한 길잡이입니다. 우리 몸이 보내오는 무수한 신호들은 소뇌의 정교한 조율을 거쳐 움직임의 토대가 되는 귀중한 정보이기 때문입니다. 하지만 동시에 저는 알렉산더가 평생에 걸쳐 강조했던 '신뢰할 수 없는 감각'이라는 경고를 외면할 수 없었습니다.

의식적인 지도가 감각을 이끌어야 하는 길 위에서, 어느덧 감각이 다시 지도의 주인이 되어버리는 혼란. 어쩌면 많은 학습자가 저처럼 이 섬세한 경계 위에서 길을 잃는 경험을 했을지도 모릅니다.

저는 알렉산더 테크닉의 위대함이 바로 그 '감각의 오류'를 전제하고, 이를 극복하기 위해 의식적인 언어를 사용하는 데서 출발한다고 믿습니다. 《알렉산더 테크닉: 정렬하는 몸, 변화하는 삶》과 그 핵심인 AT40 디렉션 프레임은, 이 혼란스러운 경계 위에서 명료한 길을 찾고자 했던 저의 오랜 탐구의 결과물입니다.

이는 F.M. 알렉산더가 남긴 '자제'와 '방향성'이라는 위대한 유산을 현대의 언어로 재구성하려는 시도입니다. 저는 그의 철학적 원리가 어떻게 현대 신경과학의 발견들—전전두엽의 억제 회로, 신경가소성, 다미주 이론Polyvagal Theory 등—과 깊이 공명하는지를 확인하며 놀라움을 금치 못했습니다. 이 책은 그 경이로운 연결의 순간들을 기록한 여정의 보고서이기도 합니다.

분명히 하고 싶은 점은, 이 책이 전통적인 핸즈온 수련의 가치를 대체하려는 것이 아니라는 것입니다. 오히려 이 책은 숙련된 교사의 손길이 우리 몸에 일깨워준 소중한 경험을, 학습자 스스로의 언어와 의식으로 붙잡고 심화시킬 수 있도록 돕는 '친절한 길잡이'이자 '개인용 지도'가 되고자 합니다.

감각의 신비주의에 갇히는 대신, 명확한 구조적 언어를 통해 의식의 작용을 단련할 때, 비로소 우리의 감각은 그 의식 아래에서 제대로 기능하는 충실한 조력자가 될 수 있습니다.

이 책을 통해 제가 세상에 내놓는 것은 완성된 해답이 아닙니다. 이것은 하나의 질문이자 제안입니다. 전통과 감각에 대한 존중을 잃지 않으면서도, 우리는 알렉산더 테크닉의 의식적 고유성을 어떻게 지켜내고 발전시킬 수 있을까?

결국, 가장 중요한 질문은 언제나 우리 자신에게로 돌아옵니다. "나는 지금, 이 순간, 나 자신을 어떻게 사용하고 있는가?" 이 질문에 대한 자신만의 답을 찾아가는 여정에, 이 책이 신뢰할 수 있는 동반자가 되어 주기를 진심으로 바랍니다.

통합 참고문헌 목록

[1] Alexander, F. M. (1932). The use of the self: Its conscious direction in relation to diagnosis, functioning and the control of reaction (1st ed.). Methuen.

[2] Cacciatore, T. W., Horak, F. B., & Henry, S. M. (2005). Improvement in automatic postural coordination following Alexander Technique lessons in a person with low back pain. Physical Therapy, 85(6), 565-578. doi:10.1093/ptj/85.6.565

[3] Cacciatore, T. W., Johnson, P. M., & Cohen, R. G. (2020). Potential mechanisms of the Alexander Technique: Toward a comprehensive neurophysiological model. Kinesiology Review, 9(3), 199-213. doi:10.1123/kr.20200026

[4] Cullen, K. E. (2012). The vestibular system: Multimodal integration and encoding of selfmotion for motor control. Trends in Neurosciences, 35(3), 185-196. doi:10.1016/j.tins.2011.12.001

[5] Jones, T., & Glover, L. (2014). Exploring the psychological processes underlying touch: Lessons from the Alexander Technique. Clinical Psychology & Psychotherapy, 21(2), 140-153. doi:10.1002/cpp.1824

[6] Klein, S. D., Bayard, C., & Wolf, U. (2014). The Alexander Technique and musicians: A systematic review of controlled trials. BMC Complementary and Alternative Medicine, 14, 414. doi:10.1186/1472688214414

[7] Little, P., Lewith, G., Webley, F., Evans, M., Beattie, A., Middleton, K., ... Sharp, D. (2008). Randomised controlled trial of Alexander Technique lessons, exercise, and massage for chronic and recurrent back pain. BMJ, 337, a884. doi:10.1136/bmj.a884

[8] Standring, S. (Ed.). (2020). Gray's anatomy: The anatomical basis of clinical practice (42nd ed.). Elsevier.

[9] Dolcos, F., Iordan, A. D., & Dolcos, S. (2011). Neural correlates of emotion-cognition interactions: A review of evidence from brain imaging investigations. Journal of Cognitive Psychology, 23(6), 669-694. doi:10.1080/20445911.2011.594433

[10] Kapandji, I. A. (2008). The physiology of the joints: Volume 3. The spinal column, pelvic girdle and head (6th ed.). Churchill Livingstone.

[11] MacPherson, H., Tilbrook, H., Richmond, S., Woodman, J., Ballard, K., Atkin, K., … Watt, I. (2015). Alexander Technique lessons or acupuncture sessions for persons with chronic neck pain: A randomized trial. Annals of Internal Medicine, 163(9), 653-662. doi:10.7326/M150667

[12] Gurfinkel, V. S., Ivanenko, Y. P., Levik, Y. S., & Babakova, I. A. (1995). Kinesthetic reference for human orthograde posture. Neuroscience, 68(1), 229-243. doi:10.1016/03064522(95)001367

[13] Hodges, P. W. (2019). Motor control changes in low back pain: Divergence in presentations and mechanisms. Journal of Orthopaedic & Sports Physical Therapy, 49(6), 370-379. doi:10.2519/jospt.2019.7917

[14] Aron, A. R., Robbins, T. W., & Poldrack, R. A. (2014). Inhibition and the right inferior frontal cortex: One decade on. Trends in Cognitive Sciences, 18(4), 177-185. doi:10.1016/j.tics.2013.12.003

[15] Alexander, F. M. (1923). Constructive conscious control of the individual (1st ed.). E.P. Dutton.

[16] Critchley, H. D., Wiens, S., Rotshtein, P., Öhman, A., & Dolan, R. J. (2004). Neural systems supporting interoceptive awareness. Nature Neuroscience, 7(2), 189-195. doi:10.1038/nn1176

[17] Stallibrass, C., Sissons, P., & Chalmers, C. (2002). Randomized controlled trial of the Alexander Technique for idiopathic Parkinson's disease. Clinical Rehabilitation, 16(7), 695-708. doi:10.1191/0269215502cr544oa

[18] Ito, M. (2006). Cerebellar circuitry as a neuronal machine. Progress in

Neurobiology, 78(35), 272-303. doi:10.1016/j.pneurobio.2006.02.006

[19] Graybiel, A. M. (2008). Habits, rituals, and the evaluative brain. Annual Review of Neuroscience, 31, 359-387. doi:10.1146/annurev.neuro.29.051605.112851

[20] Alexander, F. M. (1910). Man's supreme inheritance: Conscious guidance and control in relation to human evolution in civilization (1st ed.). Methuen.

[21] Alexander, F. M. (1941). The universal constant in living (1st ed.). E. P. Dutton.

[22] Schmahmann, J. D., Guell, X., Stoodley, C. J., & Halko, M. A. (2019). The theory and neuroscience of cerebellar cognition. Annual Review of Neuroscience, 42, 337-364. doi:10.1146/annurevneuro070918050258

[23] Porges, S. W. (2011). The polyvagal theory: Neurophysiological foundations of emotions, attachment, communication, and selfregulation. W. W. Norton.

[24] Seth, A. K. (2013). Interoceptive inference, emotion, and the embodied self. Trends in Cognitive Sciences, 17(11), 565-573. doi:10.1016/j.tics.2013.09.007

[25] Craig, A. D. (2009). How do you feel—now? The anterior insula and human awareness. Nature Reviews Neuroscience, 10(1), 59-70. doi:10.1038/nrn2555

[26] Woodman, J. P., & Moore, N. R. (2012). Evidence for the effectiveness of Alexander Technique lessons in medical and healthrelated conditions: a systematic review. International Journal of Clinical Practice, 66(1), 98-112. doi:10.1111/j.17421241.2011.02817.x

[27] Khalsa, S. S., Lapidus, R. C., et al. (2018). Interoception and mental health: a roadmap. Biological Psychiatry: Cognitive Neuroscience and Neuroimaging, 3(6), 501-513. doi:10.1016/j.bpsc.2017.12.004

[28] Nair, S., et al. (2015). Do slumped and upright postures affect stress and quality of life in known stressed and nonstressed student populations?. Health Psychology Open, 2(1). doi:10.1177/2055102915596422

[29] Brewer, J. A., et al. (2011). Meditation experience is associated with differences in default mode network activity and connectivity. Proceedings of the National Academy of Sciences (PNAS), 108(50), 20254-20259. doi:10.1073/pnas.1112029108

AT40 디렉션 프레임 색인